medical
humanities
醫學人文叢書

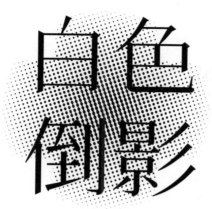

白色倒影

22 true stories
about medical ethics

敘 事 醫 學 倫 理 故 事 集

林慧如 王心運 編著

高雄醫學大學 Kaohsiung Medical University

國家圖書館出版品預行編目（CIP）資料

白色倒影：敘事醫學倫理故事集 / 林慧如, 王心運編著. -- 初版. -- 高雄市：高醫大, 2015.11
　面；　公分. --（醫學人文叢書）
ISBN 978-986-6105-23-4(平裝)
1.CST: 醫學倫理 2.CST: 文集
410.1619　104024103

白色倒影：敘事醫學倫理故事集

編　著　者	林慧如、王心運
發　行　人	劉景寬
編　　　輯	張如芷
封 面 設 計	Lucas

出　版　者　高雄醫學大學
　　　　　　807378 高雄市三民區十全一路 100 號
　　　　　　電話：3121101 轉 2111
　　　　　　傳真：07-3221107
合作出版者　麗文文化事業股份有限公司
　　　　　　802019 高雄市苓雅區五福一路 57 號 2 樓之 2
　　　　　　電話：07-2265267
　　　　　　傳真：07-2233073
　　　　　　購書專線：07-2265267 轉 236
　　　　　　E-mail：order@liwen.com.tw
　　　　　　LINE ID：@sxs1780d
　　　　　　線上購書：https://www.chuliu.com.tw/
臺北分公司　100003 臺北市中正區重慶南路一段 57 號 10 樓之 12
　　　　　　電話：02-29222396
　　　　　　傳真：02-29220464
法 律 顧 問　林廷隆律師
　　　　　　電話：02-29658212

刷　　　次　初版一刷‧2015 年 11 月／初版三刷‧2023 年 9 月
定　　　價　300 元
Ｉ Ｓ Ｂ Ｎ　978-986-6105-23-4（平裝）

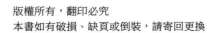

LIWEN
PUBLISHER

CONTENTS

1

顏正賢序

邁向以病人為中心的醫療

From Physician-Centered to Patient-Centered

在臺灣，許多民眾對醫療人員的印象多半為專業與忙碌，至於醫療人員對就醫民眾的印象，也多半僅止於各種病程與檢查的報告。然而，疾病是種廣泛的生活與社會經驗，可是基於現實的種種壓力，往往使得醫療人員落入將疾病視為例行公事的圈套，因而有意無意地忽略了病人對自己疾病的體驗與詮釋。特別在步調快速的現代社會裡，因為工作繁忙，醫療人員容易忽略每個病人的獨特想法與生活脈絡，但沒想到，病人其實也不斷組織與想像醫療人員給他的印象，編織成為自己周遭世界（Umwelt）的一部分。在這樣溝通不良的環境下，醫療糾紛與日漸惡化的醫病關係似乎無可避免。

為了克服這種趨勢，有些學者們，如 Charon 即提出敘事醫學的概念。此概念的目標即為鼓勵醫療人員嘗試以病人的描述與體驗為中心，從事醫療行為，並從中反思與自我進步。敘事醫學與家庭醫學科的生物心理社會模式（biopsychosocial model）有一些相似性，但在實踐上更類似於說故事。本書即以多篇描寫深刻的故事，讓醫療人員練習以病人的體驗為主軸，看待自己從事的醫療行為。

隨著本書的發行，吾人期盼能夠培養醫療人員的觀察力，同時

讓全人醫療的概念得以內化，讓病人得到最佳的照顧，同時也能促進醫病之間的和諧。謹此為序。

顏正賢

高雄醫學大學醫學院院長

2

陳彥旭序

「醫者父母心」、「視病猶親」等等都是大家對醫者的期許，也是醫學生或醫師養成過程中，需時時提醒自己所肩負的天職！因此，我們時時期許醫者「醫病也要醫心」、「寧為良醫，不為名醫」等；不只解決病患身體問題，也能培養醫者之敏銳感觸，以提供全人醫療，含括病人身心靈的療癒！

在整體醫師的養成過程，我們規劃許多博雅教育及醫學人文課程，包括：生命倫理、醫病溝通、醫學倫理等等，再再都是希望為未來的醫者擴展其多元的思考、觀察與關懷能力，而能達到栽培「良醫」的教育目標。

在這些課程中，「敘事醫學」就是一種相當重要的學習方法與過程，讓醫學生們在臨床場域，接觸病人的當下，除了醫學專業知識的學習與精進外，亦能探觸病人及其家屬之家庭與心靈等層面的問題，體會真正「感同身受」的同理心，而不會只看到病患之身體病痛或臨床徵候，畢竟，若只針對身體病痛用單純醫藥專業去解決問題，往往都只能解決部分的病痛，因為許多身體的徵候是潛意識、多方心靈或家庭問題，共同交雜而呈現的「轉化症」，這就有賴醫者敏銳的同理

心等來探索並同時進行療癒，方能為病人提供真正的「全人醫療」。

　　高雄醫學大醫醫學系及後醫學系在「敘事醫學」這領域一直走在臺灣醫學教育的先端，在醫學人文與教育學科王心運主任及人社院林慧如副教授的持續努力下，讓這門課（醫學倫理）漸漸變成深受學生歡迎的熱門課程。萬分高興看到這群師生共同努力的成果，現在能再度匯集成第二本專集出版，進而嘉惠更多醫學生、醫者或各界關心此領域的學者先進，甚至是所有民眾們！也希望藉由這本書的閱讀能觸動讀者們的心，而更了解與體會醫師與病人互動的另外一面！

陳彥旭

高雄醫學大學醫學系主任／現任高醫附院醫務秘書

3

陶宏洋序

　　很幸運的，2006 年 5 月起能有機會參與許敏桃教授、蔡錚雲教授、王心運及林慧如老師，與一群研究生所組成的醫學─哲學研究團隊於高雄醫學大學附設醫院舉辦的一系列「臨床倫理諮商種子培訓計畫」。這包括「臨床倫理基本知能講座」、「國外先進國家臨床倫理諮商制度及其運作之探討：臨床倫理的倫理技術」等，其後又有林育志及林彥克醫師等加入陣容，進行「臨床倫理諮商本土化模式之運用與評估：情境倫理的臨床實踐」，以及「敘事醫學倫理教學工作坊」等，從中大開了眼界並且也獲益甚多。對於在臨床工作中常碰到的倫理問題，也漸漸能以更深入及廣泛的視角去探索其中的奧妙。沒想到越探索越覺得有趣，也體會到經由醫學倫理的學習，能更精巧地聯結醫學的兩大支柱──科學與人文。倫理從來就是聯結科學與人文的橋樑，因為倫理──人成為了醫師，也因為倫理──醫師尋回人的本性。也印證了一直以來的想法，醫學倫理的學習會使醫療同仁的工作與生活更快樂，並在這醫療環境及醫病關係惡化的時代也更能回歸初入醫界的本心。感謝高雄醫學大學的老師們為我開的那扇學習之窗，看到了之前我看不到的部分，及自己很多的不足，對於一個從事臨床

工作多年的醫師來說，這樣的新學習帶來了極大的樂趣。

醫師是個很特殊的職業。特殊之處在於，醫師因工作的需要有此特權能深入接觸病患最隱密的內在，不僅是身體的、也是心靈的，甚而病患的家庭與社會關係、無論好壞與美醜，皆毫無保留地暴露在醫師眼前。好醫師被期待要兼顧病患許多的層面，才能做到真正的醫療，這也正是全人醫療的內涵。醫療執業工作中，不論醫師自己的選擇，每時每刻總在聆聽病患的人生故事，或者長或者短。醫療生涯裡不經意之間就會閱讀了成千上萬病患自己書寫的活生生、有血有肉的長短篇小說。如果醫師執業中這是必然的，那麼聽故事、說故事、讀故事，及寫故事的能力也就是必備的了，那就是醫師需要具備「敘事的能力」。敘事能力於臨床執業的重要性比起醫師的徒手基本能力——體格檢查（physical examination，過去稱為身體檢查或理學檢查）毫不遜色。因為也只有聽得懂他人的故事，我們才能開始思考如何解除他人的病痛。在過去的醫學院學習期間，並沒有這樣的課程，醫學生們不是原本就有這天賦，就是進入臨床後經由指導醫師教學，在工作中的觀察或典範學習習得；有可能當到資深主治醫師時也未具此能力，也從不知道有此需要。弔詭的是在醫師執照及專科資格證書的取得時，並沒有這敘事能力的基本要求。具備敘事能力的醫師一般會有較完善的醫病溝通及互動，醫療執業過程在病患的眼裡會顯得比較舒緩柔軟及善解人意。敘事能力的精進也能直接與間接地增進醫師診斷與治療的功力，因為具備此能力將有極好的病史詢問結果，也就是說該醫師將會取得病患毫無保留且更完整的症狀、發病過程及病患的病痛感知（Illness Perception），這將有效協助醫師作出臨床臆斷，進而以適宜的診斷工具作出正確診斷，避免過度檢查驗及過度醫療對病患及醫療資源的損害。治療的效果也因有正確的診斷，更能對症下藥，佐以良好的醫病關係營造出互信，病患端於治療的順應性會更好；醫

師端也無需再擔心誤診誤醫的訴訟，而終能放下那由過度醫療及檢查驗編織出的防衛醫療盾牌，醫療因此更人性化也更完善。

　　還是很幸運的，「敘事醫學」及「敘事倫理」課程在高雄醫學大學裡發芽、成長、開花，及結果。新一代的醫學院學生終於能接觸到過去未有的課程，而這卻是要教導這些未來的醫療工作者在醫療生涯中極為關鍵的基本能力：「敘事的能力」。從這些故事中，我驚豔於看見許多醫學生寫下了「別具手眼，不人云亦云」的短篇，我也看到、感受到自己過去身為醫學生時所不足的部分，這就是醫學教育的進步。恭喜王心運老師、林慧如老師及高雄醫學大學！

陶宏洋

高雄榮總呼吸治療科主任／現任高雄榮總胸腔內科醫師

4

編者序

林慧如、王心運

　　從 98 學年度第二學期（2010 年 2 月至 6 月）開始，高雄醫學大學在教育部顧問室的補助之下，開設了以「敘事醫學」為進路的「敘事醫學倫理」課程。第一屆課程開設在醫學院，做為醫學人文課程之一，選修的學生包括醫學系與呼吸治療學系二年級同學。因為課程對象是還未進入臨床的二年級同學，內容設計主要以介紹敘事的知識與技巧，以及訪談病人的團體敘事活動等為主。經過課程的教學與實作之後，同學們均能應用不同的敘事手法完成病人故事的團體報導，而在課程回饋裡同學也指出：經由敘事的學習，能提升學生對自我主觀性的覺察，以及對他人所述故事的開放性。這次課程經驗已發表在 2010 年第四期醫學教育雜誌裡。

　　99 學年度開始，這一課程也開放予護理系同學選修，讓醫護同學們有機會能在不同觀點的激盪下共同完成團體敘事的活動。但因為低年級的同學仍未實際接觸到臨床，故此時的課程仍以訪談病人、家屬、醫療人員，並共同建構可以理解的訪談故事為主。然而參與課程設計的老師一致認為，敘事醫學應該可以在臨床上發揮更大效用。

　　直到 100 學年度，我們受當時高醫大學士後醫學系田英俊主任

的邀請，為學士後醫學系三年級（相當於醫學系五年級 clerk〔實習醫學生〕階段）開設一門醫學人文課程。此時同學正值實習醫學生的階段，敘事是最為貼近這個階段的學習模式：當同學們親身進入臨床，面臨各種情境衝擊，最有強烈的說出故事的動機。另一方面我們考量實習醫學生的學習時間，無法像一般在校學生固定在教室上課，那麼我們的考驗是，如何開設一門較具彈性、又符合同學們眼前經驗的課程？於是我們想到「敘事醫學倫理」這門課程，既能符合實習醫學生的學習需求，也能符合臨床實習的時間分配。2014 年第一冊《敘事醫學——臨床倫理案例集》的出版，便是由彼課程的成果匯集而成的。記得當時，在一次偶然的機會裡，當時醫學系林志隆主任看到編者拿在手上評分的案例，興起了出版為敘事案例集的想法：出版除了做為紀念外，在未來學校倫理教學上也是非常寶貴的教材。因而在林主任的大力支持下為我們籌到第一冊案例集出版所需的經費。

本次出版則是 102 學年度「醫學倫理與法律」課程成果的集結。修習此課程的同學除了完成一份具情境脈絡的臨床倫理故事，還需與同學交換案例閱讀，並為對方所寫之故事提出一份案例評讀。課程結束之後，我們徵得同學的同意，將入選作品予以集結成冊。本選集便是從同學作品中精選二十二則案例故事，授權麗文文化事業機構出版，所得版稅都將回饋給高雄醫學大學醫學教育基金會，做為未來敘事案例出版經費之用。

再來是導讀與序言的部分。本書的導讀部分由授課老師分別針對「敘事醫學與臨床倫理的交會」與「倫理書寫的意義」兩部分寫下導讀，希望能讓讀者較為快速掌握敘事案例閱讀的方法與其內在精神。導讀部分介紹了本課程教師評分的標準，正文案例的編排也是依據上述評分面向予以分類，包括：敘事表達能力、倫理脈絡呈現與倫理內涵品質三大面向，並盡可能附上教師的簡單說明，以幫助讀者們

了解教師評量的內在過程。至於序言的部分，除了很榮幸邀請到課程進行時的醫學院顏正賢院長與醫學系陳彥旭主任作序，更感謝協同授課的高雄榮民總醫院陶宏洋醫師賜稿。顏院長與陳主任近幾年來的大力支持鼓勵，為我們帶來了良好的醫學人文授課環境。而高雄榮民總醫院陶宏洋醫師深厚的倫理素養，以及其打破階級與專業隔閡的開放胸懷，促成臨床與人文教師的長期合作，讓我們無形中進行了許多深度的學習。

自己當然不能感謝自己，但研究團隊的彼此互補與督促，讓我們都成長了不少。本書出版也要感謝辛勞的助理郁竹、曉菁、雅婷、佳柔與多禾，特別是郁竹，從 2009 年的教育部計畫就開始參與敘事計畫，本書的出版也經過她來回與作者群及出版社聯繫才能順利完成。

最後要感謝的則是本書真正的說故事者，本校八位 BM100 學士後醫學系，以及十四位 M98 醫學系的同學們。感謝他們無私地提供自己的故事，感謝他們用心所寫下的好故事，感謝他們共同為高醫的倫理教育投入一段青春的歲月。

XI

導讀一：敘事醫學與臨床倫理的交會

高雄醫學大學人文藝術教育中心　林慧如

　　西方醫學教育於 1990 年代興起「敘事醫學」的人文改革運動，強調藉由敘事能力的培養，重新建構臨床經驗中的人文感受。在古典知識典範崩解的今天，由於「敘事」所涉層面之廣能兼容百科、展現多樣，因此敘事學成為後現代社會中溝通「人文」、「社會」與「科學」的最佳橋樑。近年間國內醫學教育也逐漸展開相關教育研究。然而，正因敘事醫學結合「敘事學」、「醫學」、「哲學」、「文學」、「美學」等不同專業，且敘事的「文本」又緊繫於社會文化的特殊脈絡，敘事醫學的拓展就無法簡單移植國外的教學經驗，而必須從在地的實務環境中逐步開闢出一條道路。這本案例集的成書目的就是為國內正當起步的敘事醫學記錄在地的發展足跡。

　　在 2014 年出版的第一冊《敘事醫學——臨床倫理案例集》中，我們曾針對「敘事元素」、「敘事醫學與臨床倫理」與「課程設計」等部分寫下導讀，希望能讓讀者快速掌握敘事醫學課程和案例編排的內在結構，本書不再一一贅述。在此僅針對敘事醫學倫理案例的閱讀進行概要的導讀，希望為有意了解或推展敘事醫學的臨床教師提供入手的導覽。

　　敘事醫學倫理案例和坊間既有的醫學倫理教案大為不同，因為其中不只要求倫理議題的提出，更包含許多來自敘事眼光的要求。因此「如何欣賞敘事醫學的作品」一直是困擾許多臨床教師的問題。遺憾的是，這個問題並沒有一個簡單的答案，因為其中牽涉太多不同層次的問題。例如：敘事有沒有客觀性？這是知識論的課題；敘事醫學

XI

的真理性何在？這是形上學的問題；什麼是好的敘事作品？這是一個美學的問題。儘管這些問題沒有一個簡單的答案，但是，如果完全不曾思考過這些問題，敘事醫學就只是一個口號標語，一個沒有實質內容的假議題。

如何評價一則敘事醫學的倫理案例？事實上，著眼於敘事作品本身，作品的豐富性（richness）、回歸性（recursion）、關聯性（relations）與嚴密性（rigor）等，都可以是我們評價一則敘事作品的潛在標準。有鑑於未曾深入研究敘事的專業人員常有不知從何入手的困境，在課程中我們提出「敘事表達能力」、「倫理脈絡呈現」與「倫理內涵品質」這三大面向來分析敘事醫學倫理故事，以下分別介紹它們的內容。

一、敘事表達能力

亞理斯多德（Aristotles）在《詩學》中以情節、性格、陳述、思想、場景與旋律構成「悲劇六要素」。從《詩學》的提示而來，我們把敘事表達的基本元素歸納為故事線（情節）、場景、人物角色（性格）、人物互動（思想）以及用字遣詞（陳述）五大元素，並分別以各項細目來檢驗作品的敘事表達是否滿足閱聽者對於故事的期待。

評分面向	評分項目
A.敘事表達能力	故事線清楚
	場景描述充分
	人物角色刻畫鮮明
	人物互動觀察細緻
	用字遣詞合宜

1. 故事線

故事線是核心敘事的主要內容及發展線索，據此讀者能追溯故事發生的時間、地點、涉及的人物、事件、過程，以及原因等等。

例如在〈新年快樂〉一文中，作者巧妙地圍繞著「便當」以展開故事線：從值班醫師冷掉了的晚餐便當，回想起中午的「便當事件」：一位路倒的遊民伯伯吃掉護理師來不及領的便當。病人因身上有一未癒合的氣切口而無法說話，也不想接受任何治療。每一次的巡房問診，病人伯伯的視線總是一直低低的，認真地吃著便當。直到除夕夜，所有能回家的病人都離院了，醫師仍掛心地為病人詢問安置機構。故事結尾則是社工回過頭，嘆了一口氣，輕輕地吐出的一句話：「或許，他在乎的只有每天那多出來的一個便當而已。」

2. 場景

簡化的案例往往忽略背景的鋪陳，豐富的背景刻畫不僅能襯托主題，也能展現作者的視角與觀察能力。

例如在〈回診〉中，作者將視角拉近，生動描述一位失智伯伯在診間的無奈情景：

> 診間其他人都正張著嘴滔滔不絕地說著，阿伯的兒子繼續講在安養院照顧阿伯的看護是如何如何不小心；護理師學姐指著螢幕和病歷教著護專實習生；老師敲著鍵盤，「嗯，嗯，這樣喔」邊說邊點著頭；外傭姐姐有時應和，有時回答自己老闆說的話。雖然好似熱鬧，但彷彿所有聲音都在空中凝結，附著在桌面、在牆角、在阿伯米白色的薄夾克上。

3. 人物角色

醫療記錄式的教案通常省略了人物的刻畫。然而倫理的複雜性正是來自人物角色複雜的關連。

在〈都靠醫生了〉一文中，作者描述一位看似非常虛弱，但又相當親切，甚至畢恭畢敬地迎接醫師到來的病人：

> 「請你打開嘴巴我看一下。」我說，他露出了殘缺不全的牙齒，與滿嘴紅色汁液，牙齦邊卡了一顆檳榔渣。剛剛跟我保證的「菸、酒跟檳榔都戒半年了」雲時煙消雲散。原來房間裡的那股怪味可能是檳榔味，我想著，但不大確定。

文末，作者了解這可能是一位「詐病」的病人，內心不由五味雜陳：

> 隔天去看他，依舊是一臉病容且虛弱無力的樣子「都靠醫生了，謝謝你，謝謝喔！」他滿臉堆著笑容，一邊作揖一邊目送我離開。心裡沉沉的，辣辣的。

傳統教案只關心倫理決策，但是這些情緒感受卻是最誠實的反應。

4. 人物互動

突顯特殊意義的對話，能將作者身分還予各角色，幫助故事中的人物找回一些獨特卻被忽略的價值。

例如在〈困住的 Ω〉中，一位長期臥床的病人伯伯，在實習醫師換藥時主動說：「陳醫生，這邊膠布應該是要用成 Ω 圈起來貼喔，這樣傷口才會穩，我是聽你們學長這樣說的啦！」作者正為自己第一次換藥笨手笨腳而不好意思，病人反倒安慰說：「沒關係啦！反正我

大概也只剩下給你們練習的功用吧！我兒子也沒空理我了，你有空就常來看我吧！」這段對話一方面透露作者身為新手的尷尬處境，一方面也表現了病人久病床前無孝子的無奈。故事中病人的兒子是一位缺乏耐心、對醫護充滿不信任感的角色。如果故事僅以「家庭支持與關懷不足」帶過，故事便失去生動性。

5. 用字遣詞

盡量以描述來展現具體情境感受，避免使用濫套成語。

例如在〈逆風行路〉中，作者描述一個年輕病人在回診時發現肝臟上出現新的腫塊，主治醫師力勸病人做進一步切片檢查，病人卻頑強拒絕：

> 「小芳，你長大了，你的身體健康要自己作主。你想想看之前的手術，取出一個四十公分的腫瘤，結果讓你多活了六年，這樣不是很好嗎？」

> 「多活那幾年有什麼用，我的身體這麼差。我也不想再做什麼檢查的，搞不好下輩子，我能擁有一個好的身體，我能活到九十歲。那個手術讓我多活五年有什麼用，我甚至不知道自己活不活得過三十歲。」

> 這一切景象彷彿在我眼前定格，比起我所看過的任何戲劇都更寫實，也更殘酷，而淚水早已不自覺在眼眶周圍氾濫。

如果這些片段被簡化為「自主議題」或「病人拒絕治療」，作者如何可能對病人產生同理心？

二、倫理脈絡呈現

　　倫理脈絡的呈現是「敘事醫學」與「臨床倫理」交會下的一個重要環節。

　　在亞理斯多德《詩學》的「悲劇六要素」中，「情節」（muthos）是首要原則，性格居第二位，陳述則排第三順位。情節乃是一種「對動作與人生的模擬」，是悲劇的靈魂所在，以「行為者的觀點來呈現動作」構成情節的最基本的要求。由此觀之，坊間許多醫療記錄式的倫理教案都不能稱為「敘事案例」，因為他們缺乏關於情節的描述。在倫理脈絡呈現中，我們提出三項評分項目以分別對應於敘事學對完整敘事的結構性要求：情節、性格與思想，這些要素共同組成一個「故事」（story）的整體。從敘事學的結構對應至「敘事倫理學」中，我們提出「情境的逆轉或發現」、「行為選擇」以及「觀點脈絡」，它們共同組成一個完整的「臨床際遇」（clinical encounter）。

評分面向	評分項目	敘事學	敘事倫理學
B.倫理脈絡呈現	提供辨識倫理主題的資訊	情節	情境的逆轉或發現
	提供故事人物的衝突價值	性格	行為選擇
	呈現倫理相關的情境資訊	思想	觀點脈絡
		故事	臨床際遇

1. 提供辨識倫理主題的資訊

　　例如在〈＋／－、＋／－、＋／－〉中，作者描述一位結核菌的鏡檢報告都在尷尬邊緣值的病人激動拒絕轉往醫學中心負壓隔離病房。醫療記錄中記載：

「劉先生，六十六歲男性，肺結核已治療四週，去年因為吞嚥困難而就醫，確診為食道癌 Stage IIIC 的患者，目前沒有接受任何治療⋯⋯」

「這次因為呼吸急促來到急診，左上肺似乎有浸潤，經濟狀況不佳，與妻子兩人同住⋯⋯」

醫療記錄中固然已經「清楚」記載病人就醫的狀況，但是，這是無關情境、沒有情節的記錄。如果就只憑這樣截頭去尾的記載，我們如何理解病人拒絕的理由？如果我們不了解病人拒絕的理由，我們又該如何治療他？唯有找出關鍵的「情境的逆轉或發現」，才能了解病人遭遇的關卡，也才有解除病人痛苦的可能。

2. 提供故事人物的衝突價值

除了找出關鍵的「情境的逆轉或發現」，故事人物的衝突價值也是寫作觀察的要件。一般倫理教案固然點出醫療的兩難抉擇，卻往往省略人物性格的描述，不是「以行為者的觀點來呈現動作」，因為習慣科學訓練的作者總是致力於維持客觀中立的角度。然而，對於讀者來說，「不知道作者到底想表達什麼」卻造成閱讀上很大的困擾。在倫理故事中提供行為者觀點的脈絡才能讓讀者有倫理意涵的領會。例如在〈＋／－、＋／－、＋／－〉一文中描述了病人因為難解的心結而拒絕轉院，這些陳述不僅讓人理解了事件的前因後果，也同時讓讀者更能同理作者的內心掙扎：

我多麼希望，那三個邊緣值可以明確到讓我可以做出決定，我們要守護的東西太多了，病人的求生意志、身體狀況，以

及這個醫院裡所有病人與同仁的安全，不想要捨棄任何一項……。

3. 呈現倫理相關的情境資訊

在〈逆風行路〉中，作者描述一位年輕病人小芳因發現肝臟上出現腫塊而需進一步切片檢查，小芳拒絕離開後，在下面一位病人就診的過程中診間闖入一位中年婦人：

> 「醫生，你說要排什麼檢查？不要再檢查了啦。可以活就
> 活，不能活的話就算了啦，反正二十年後又是一條好漢。」

> 「……現在我老公住院，我已經沒有精神再多照顧一個人。
> 什麼切片檢查的就算了啦，不用排了啦。」

現場目睹這一幕的人都驚訝而不知所措，新進來的病人也忍不住說：

> 「天底下哪有這樣的媽媽啊，竟然不在乎自己女兒的死活，
> 小孩明明還這麼年輕！」

> 「她是一個養女，可能是因為出社會好像有被排斥，一直
> 找不到工作，家庭的負擔也很大，所以媽媽才會這麼說
> 吧……」老師語氣充滿著無奈……。

透過醫師與小芳、小芳母親，甚至診間其他病人的對話，我們看到病人生病背後潛藏著錯綜複雜的故事，也讓人感受到倫理的沉重，絕不只是智性上的推理課題。

三、倫理內涵品質

最後在倫理學的面向中，我們以「倫理內涵品質」作為評分的重點。在亞理斯多德《詩學》中曾提到：一位優秀的詩人，其作品之所以能引發讀者產生「憐憫」與「恐懼」的情緒，乃是用一種較好的方式達成，亦即，以故事情節（而不是大製作、大場面）喚起讀者悲劇的情緒，且「對發生之事溶進了同情」。此外《詩學》中也強調，「動作之所以能產生悲劇效果，必定發生在角色之間的關係」，因此優秀的詩人必須相當敏銳於覺察倫理的關係。據此我們提出「能呈現同理的感受力」以及「蘊含價值的反思」作為評分的項目。

評分面向	評分項目
C.倫理內涵品質	能呈現同理的感受力
	蘊含價值的反思

1. 能呈現同理的感受力

在〈還債〉一文中，作者描述一位因癌症治療、胸口遍布著紅紫色大片斑塊與結節狀突起的病人。作者起初一直困惑著：為何病人已如此孱弱卻不考慮安寧照護？為何病人已疼痛難耐，卻仍堅持積極治療並忍受化療的強烈副作用？直到病友協會的志工來訪時，作者瞥見下面的情景：

> 「你還在打藥喔？不要再打了啦，你看手腫成這樣，看你痛
> 成這樣，瘦到不成人形，我真的很不忍心。」留著長髮的那
> 位志工輕輕拍著陳女士的手臂。

「你這樣子實在太苦了。」短髮的志工說著說著，眼淚滑落，哽咽著說：「上次你大女兒來看你，一直在哭，孩子看你也心痛……」

「我們都知道你有難處，會捨不得二女兒，但是二女兒不太懂你生病的事……」短髮的志工一邊拍著她的肩膀，一邊拿起面紙拭淚。

「我的小孩有唐氏症，她沒辦法懂媽媽發生什麼事也沒關係，我上輩子虧欠我的小孩太多，決定生下她，就是希望這輩子能好好還債，所以我要再撐下去，你看我現在好端端的。你們都是我的好姐妹，真不該讓你們難過……」

這時，作者終於解開這個謎團：

陳女士語氣平淡地吐露了她一路以來堅持的理由，支撐她走過生命幽谷的力量是她對女兒永遠放不下的牽掛。

作者以文字做到了《詩學》所提示的「充分運用表情姿態」、「他們感覺到的情緒通過其所表現的人物產生自然的共鳴，才是最具說服力的」。

2. 蘊含價值的反思

例如在〈皮球〉一文中，作者描述新生兒科重度病房中最靠窗邊一床、擁有窗外最佳風景的一個小女嬰，在出生之前她曾是兩個家庭搶著要的寶貝。原來雙方並未成婚，但都想爭取這個孩子的扶養

權。然而當小女嬰出生被診斷出異常之後，就再也不見任何一方來探望，直到一天終於有家屬出現：

> 只有外公、外婆，以及他們眉間的憤怒、眼裡的哀傷、肩上的無奈。她就像顆皮球，父親踢給母親，母親丟給祖父母，祖父母想把她留在醫院，丟給社會。

對於這一切，作者的價值反思並不只停留在理性批判的層次：

> 起先我感到憤怒，後來是同情，最後是對人世間這令人無奈的親情悲劇感到哀傷。換個角度想，他們真是在推卸責任嗎？他們面對的是掙扎、煎熬、困難的人生抉擇。我憑什麼評斷他們？

> 床位的更動是隨機的，但對每一個躺在病房裡的小寶寶而言，將來要面對的人生也是隨機安排的嗎？是誰安排的呢？

這些描述充分體現了《詩學》中所謂「動作之所以能產生悲劇效果，必定發生在角色之間的關係」。

敘事醫學倫理包含各種元素，需要藉由不同的方法與技巧使其發揮作用。敘事學所關心的不只是方法、技巧，也是一種共同參與故事建構的行動，在參與行動的過程中，每個人同時感受到認識的欲望與被質疑的自由之間的拉扯，可以重新塑造，甚至轉變個人的倫理品質。如果倫理不只是客觀原則的邏輯推論，那麼這種實際展現在個人技術層次上的倫理，它實際上是緊貼在每個動人心魄的臨床情景裡。透過以上各種元素的說明，希望讀者更能領略：敘事中的情節雖是虛

擬，卻又是共同有效的另一種真實。這或許可以為陷落在倫理困境中的人們提供一些想像的自由，提供重新塑造可接受未來生活的力量。

　　另外一方面，敘事的隱喻與虛擬也賦予醫療人員更廣闊的行動空間，提供較多轉圜的餘地，在冰冷的規則之間創造更為溫暖活潑的專業環境。總而言之，我們認為在敘事醫學倫理的作品中，必須具備「情境的描述」、「文學的隱喻」乃至於「倫理的虛擬」等三個重要的環節，因為基於情境的想像才能點燃追求真實的熱情，進一步開創理想虛擬的真實。藉由敘事案例的閱讀與創作，期望讀者能體會到不一樣的、人文的倫理行動空間。

導讀二：倫理書寫的意義

高雄醫學大學醫學系　王心運

　　柏拉圖曾說：「吃飯的人是最真誠的」，意思是說，人們一些簡單的行為，像吃飯、說故事與聽故事等等，都是一些簡單與自然的事情，並不需要我們多費心思去解釋它們的意義是什麼。可是，當我們在越來越繁忙與專業分工的社會下生活，不得不纏繞於各種規範與規定之中時，與他人的相處卻越顯綁手綁腳，之間的關係好像陷入你來我往的心理戰一樣。我們遺忘了最單純，卻最具療效的簡單生活。

　　想來，人之所以無法擁有單純的生活，「倫理」是很重要的因素。因為倫理牽涉到人與人之間的牽絆，以致在不同角色與任務的重重壓力之下，醫師的生活變得複雜與謹慎，深怕有什麼事情沒處理好，或是被遺漏了。因為這層擔心下所隱藏的，往往是另一個無法被看穿，而似乎有質疑自己能力的他人，一位可以接受與發出倫理意向的他人。

　　哲學家沙特（J-P. Sartre）曾以簡潔的方式描述過這種絕對獨立於自我，且非我所能主宰與看透的另一個主體的存在。當與他人對談交流時，我的內心深刻地知道，對方有詮釋我的絕對自由。這種自由甚至可以完全與事實無關，他對我的評價，對我的印象，對我的理解，都可以是在虛擬與不斷建構當中。反之也同樣成立：醫生認為該說明、解釋的都已完成，彼此對治療計畫理應已有共識，但從病人的角度看來，往往事情卻又不是那麼一回事。

　　接著問題就出現了：在具有不同的價值觀，對事實詮釋卻擁有絕對自由的主體之間，溝通又如何能夠成立？對於這種可能性，我

們認為哲學家高達美（H-G. Gadamer）的詮釋學可以提供某種啟發。他認為世界本身就是巨大的文本，不同的讀者可以有不同的詮釋，因為每個人都有其先在的「視域」（horizon）結構，它甚至先於個人主體而存在。所有理性溝通都是為了要達到「視域融合」（fusion of horizons）的目的，而它是語言最重要的成就。因為，是語言說，而不是我們說，語言說的是我們共同存在的處境。

若將以上對比於醫學倫理的情境，我們認為溝通與對話的主體並不在個人，而在「對話本身」。這聽來的確有些不可思議，但我們都曾經歷對話的進行，依情況的不同，也許某項意外的主題，或是對話的重心可能隨機與突然地自行呈現。導入問題重心的時機，毋寧是依循「對話」自己的結構。對話往往可以啟動並濃縮事實與價值的重心。例如：「醫生，我好痛！」醫生也許想著，明明已經給止痛藥了，為什麼會如此呢？而病人則是充滿解脫疼痛的強烈欲望。疼痛當然是對話裡的共同對象，若疼痛能解，事情可以得到暫緩，但是如果不能呢？下一句對話是：「請讓我走吧！」還是「我想活下去！」呢？

關鍵對話表示事實與價值的重心，而如果當對話與印象點達到足夠的數量之時，那麼一幅較完整，且具有張力的敘事圖象將能被呈現出來，我們可以透過它，以還原當時不同事實與價值所處的脈絡，並辨識出它們之間的關係。這種具備前因後果與還原情境而來的「理解」，和一般零星片斷的「知道」並不相同。「情境的理解」像是處於彎曲的時空裡，時空中具有不同的皺褶與起伏的坡度，只有真正在上面行走的人才知道什麼是危險、什麼是拯救，明白看似最短的距離間，有著行走與跌落的辛苦經驗。這與單純應用倫理原則分析時，所預設「理性同質」的平坦空間並不相同。像在〈還債〉的故事裡，作者擔心陳女士最近的表現：

我不禁納悶，是否有一條無形的繩索，以親情編織而成，將
她自滑坡拉起？欸，你這次別掉下去啊，你答應要把債還完
的。

短短的文字裡，讓我們理解艱難的人生是怎麼回事，道盡了關心者的
共同傷口。這是語言的魅力，也是我們將「敘事表達能力」列為第
一項評分面向的原因。而視域之間的融合，則是我們將「倫理脈絡呈
現」列為第二項評分面向的重要原因。

　　因而，我們在進行敘事醫學倫理案例寫作時，要求同學們可以
先以幾個印象點做為起點，分析它們之所以讓他們有印象的原因，以
聯結為不同的小故事線，再進而呈現出完整的臨床倫理脈絡。我們之
所以這樣要求，基本上認為敘事醫學是有助於解決臨床倫理問題。從
詮釋的角度看來，它要達成的具體步驟在於「事實釐清」、「價值布
置」，最終達到「意義產生」的目的。

　　在這無法詳細說明上述的程序，但其中「價值布置」是與臨床
倫理最相關的重要技術之一。我們知道，醫學倫理四原則分別是由規
範倫理學裡的兩大傳統——「義務論」與「效益論」所引申的，然熟
知倫理學的人都知道，兩大傳統從內在核心開始，它們的方向根本是
相互衝突的，並且是引申出各種倫理兩難問題的根本原因。所以，倫
理問題解決的方式並不在於我們是否能夠找到唯一對或錯的決定，而
是藉由協調衝突與分配不同價值的技術，以達到彼此都覺得較為心安
的結果。如何讓事件中不同當事人的價值觀得到安置，這種臨床倫理
的技術反應在敘事醫學的技巧上時，其實就是在訓練同學們在寫作的
過程中，將故事的情節與人物的描述做好適當的布置工作。

　　最後一項評分面向為「倫理內涵品質」，此則特屬於敘事醫學倫
理的強項。例如，單以醫學倫理四原則進行案例分析時，很難看到醫

療人員們的情緒，或是個人的倫理品質。那是因為一般倫理案例是以理性的、固定的、不帶有情感的方式進行分析。但在一個敘事性的案例故事裡，故事寫作者的內在品質則必須成為故事的一部分。這種強烈的反身觀照之情，往往讓醫學生陷入某種內心糾結之中。如故事〈靜風〉裡，作者寫道：

> 醫療人員應該避免對病患投入情緒，這是專業態度。可是，「不投入情緒」的近敵就是「麻木」。

> 慈，是給予快樂；悲，是拔除痛苦。慈悲是一種沒有壓力的愛，在裡面找不著貪著。這種態度，是我嚮往培養的。

> 我還不是聖人，我還不能抗拒對吳老婆婆的死亡不感傷，我也還沒成為醫師，我不可能麻木地接受吳老婆婆的 expiry。

從「倫理脈絡呈現」裡，我們看到倫理情境的各種複雜向度，包括不同角色與價值衝突的描述。倫理問題（在故事裡則是對話行動）是個大漩渦，它將所有相關的人都纏繞進來，面對一個難以解決的、或者永遠也沒有解答的難題。此時情緒受到耗竭，身體感到沉重的負擔。若倫理是人與人之間的牽絆，這牽絆還真是種不舒服的感覺，也因此讓人們產生反向逃脫的強烈欲望。因為倫理，反而產生逃脫的欲望，但這種逃脫的欲望又反噬著自己的良心。事實上，無解的倫理兩難像堵高牆，逼得我們無處可逃，倫理勢必得另尋出路。

所以我們不能放棄倫理生活是簡單的想法。雖然倫理脈絡錯綜複雜，然而一個好的倫理故事結局，就像波赫士所描寫的阿列夫，或是畢卡索超現實的立體派畫作一般，所有複雜的細節與因果脈絡，同

時俱現於我們面前，各處摻著悲苦的人性而閃閃發光；但如果讀者們能仔細看待這種閱讀的經驗，將會發現在閱讀的過程中，隱隨著一種超越的理解品質發生了——我看到，因而我能夠理解。「超越性」是種單純「解開結」的動作，解開艱難人生之結的動作。它發生在另一個面向，並與倫理的糾纏之間，慢慢產生某種距離。這感受並不是麻木，而是身心靈受到安頓的感受，是整體的理解感受，或是所謂的「同理心」（沒有壓力的愛！）。於是，〈靜風〉的作者以芥末子的故事隱喻了這段歷程：

> 從前，有位叫作迦沙喬達彌的古印度婦人。她的幼兒不幸早逝……。

芥末子的文字運用，連結意象的功能，以及它虛擬的隱喻性，剛好符合了倫理既虛擬又實在的安頓性。有關倫理虛擬的作用，因為曾經在上一集詳細說明，這裡我們就不再重覆了。

　　敘事醫學倫理的理論裡面，「寫作」有解脫的功能，而寫作者之所以能從倫理情境裡解脫出來，必須有著超越性的安頓方式。寫作是為了完成一件作品，是為連結一個作者與作品的關係。這現象對於初入臨床情境的醫學生而言特別明顯，因為他們第一次以無法逃避，又以非專業的主體方式，把自己編織在倫理脈絡以內。面對許多他們不明白、不熟悉與不能麻木以對的情景時，他們說出內心故事的動機是強烈的。透過許許多多病人的教導，他們才能寫下那麼好的作品，才能為自己的內心找到某種暫時的安頓，才能將內心千千萬萬的結，化為一個外在的作品，成為一個既是我／病人又不是我／病人的作品。我們希望能夠透過本書的出版，除了達到醫學倫理教育的目標之外，也期待透過成長於各個小小角落的故事，讓民眾們能更了解與同理醫

生的生活，以及由醫學生成長為醫生的內在艱辛歷程。

最後以幾句簡短的話作為結語：「倫理是簡單的，沉重的是存在。愛是單純的，情緒則五味雜陳。他人是裸露的，而自我卻是皺褶不堪。」

I 敘事表達能力

1

回診

余安立

遠離其他門診間，獨自坐落在 S 棟一樓的高齡整合門診，沒有冷冰冰的看診序號顯示燈，卻多了和藹可親的志工小姐，親自幫病友們報到、叫號。推開診間拉門，和紛擾的候診區相比，診間設計的明亮舒適。才剛啟用一年多的空間中，物品擺放井然有序，醫生不疾不徐地幫病人問診、檢查和調整藥方，這裡寧靜、詳和，氣氛微醺。

「先生，該你們了。」護理師學姐向門外說。

「來，請進。」

唐突竄入耳中的喧嚷，不知是輪椅前行嘎機嘎機作響的聲音，還是客氣過頭的道謝聲，我停下手上做筆記的筆，猛然抬頭一看。

一位身穿 Arnold Palmer 紅白條紋 POLO 衫，四十歲左右的高瘦男子，拿著預約看診單快步走了進來，緊接著一位坐在輪椅上的清瘦阿伯，被緩緩推了進來，他彷彿看穿我的身體，雙眼直直盯著我的正後方。鼻胃管被 3M 膠布牢牢固定在鼻頭上，有膠布遮著，讓阿伯的鼻子顯得特別塌。他的頭上套著灰紅色毛線帽，夾克下層層疊疊的內外衣，和周遭穿著短袖短褲的人群格格不入。直到印尼籍的外傭姐姐靦腆地向我點了點頭打招呼，我才驚覺不久之前，我和阿伯見過面。

阿伯是張醫師的病人，兩週前因為肺炎入院治療，在我見習來到一般醫學內科前，他就已經從急診遷到病房，床位在我當時負責主要照顧的病人正對面。每天我都有機會從半掩的床簾縫隙中，撇見阿伯輕蹙著眉頭直視前方，七十一歲的阿伯雖飽受失智症摧殘，挺拔的坐姿和有點嚴肅的表情，卻不難讓人相信阿伯從前是一名威風凜凜的警官。右手上一道若隱若現的六公分淡淡疤痕，據說是阿伯年輕值勤時和歹徒搏鬥而留下來的。外傭姐姐不時幫阿伯拍背、抽痰，趁阿伯睡覺的時候戴上耳機在一旁的躺椅上小憩，有時看到我從阿伯床前經過或在老師後頭跟著查房時就會向我點點頭。

　　上週，我在學長的指導下到床邊幫阿伯從鼻孔放入鼻胃管，阿伯起先頻頻想用手把我們揮走，但當鼻胃管一進入鼻腔後阿伯反倒和其他人不一樣，既不咳又不嘔，像是接受了，不掙扎讓鼻胃管前端順順地延著食道壁一路放入胃中。我在阿伯鼻子上貼上 3M 膠布，慢慢固定住已經沒入鼻腔一半以上的鼻胃管。這時，是阿伯第一次抬頭用雙眼看著我。

　　「阿伯，辛苦了，弄好了喔！」我脫下一隻手套，拍拍阿伯右肩。

＊＊＊

　　「阿伯，你有沒有哪裡不舒服？」老師為了有點重聽的阿伯而提高分貝的問診聲，將我的思緒拉回到診間。

　　阿伯的沉默維持不到兩秒鐘就又被男子連珠炮般的話語填滿，「我爸爸上次住院之後我就把他接回家自己照顧了啦！這幾天大便都大不太出來，可不可以請醫生開那種塞屁股的藥給我們？」

　　「阿伯有肚子痛嗎？」

　　「啊！醫生你看他都不說話，就算會痛也不會跟我們說啦！」

「這樣子喔！那你幫阿伯把衣服拉起來，我幫阿伯聽一下肚子。」

外傭姐姐一聽，馬上手腳麻利地幫阿伯拉開夾克上的拉鍊，把原先整齊紮在褲子中的衣服一鼓作氣抽出來，露出阿伯瘦瘦的肚子。

「聽起來還好，呼吸的聲音也都很乾淨，那我幫阿伯加開一顆軟便劑，然後抗生素就可以不用再吃了。」老師一邊打字一邊說明。

「阿那我爸爸之前在安養院說想要回家跟我們一起住，現在我自己辭掉工作把爸爸接回高雄的家，可是也不可能像在安養院那樣二十四小時有人照顧，阿我想說請這個印傭照顧，有什麼要注意的地方請醫生直接教她。」邊對著老師說，阿伯的兒子把阿伯的衣服往褲子裡紮了兩下，再試圖把夾克的拉鍊拉上，但拉了兩次卻不知道為什麼一直拉不上來，索性就放棄了，接著繼續再講，「我之前在家裡還有我媽媽要顧，現在她離開了，我爸爸他……」

阿伯的兒子一講就沒有再停下來過，外傭姐姐趁機將阿伯的衣服重新紮好，喬一喬領口，幫阿伯拉夾克拉鍊時反反覆覆試了不下十次，不是拉鍊頭扣不上就是拉鍊齒沒有扣在一起，使拉鍊從下面一路分叉上來。坐在阿伯正前方的我也幫忙試了幾次，好不容易終於有一次拉得比較像樣了，我暗自鬆了一口氣，卻又發現拉鏈最下端還是有一點點小分叉。阿伯低下頭，直盯著這個小分叉瞧，緩緩把手伸過來拉了拉夾克下擺。

這時，診間其他人都正張著嘴滔滔不絕地說著，阿伯的兒子繼續講在安養院照顧阿伯的看護是如何如何不小心；護理師學姐指著螢幕和病歷教著護專實習生；老師敲著鍵盤，「嗯，嗯，這樣喔」邊說邊點著頭；外傭姐姐有時應和，有時回答自己老闆說的話。雖然好似熱鬧，但彷彿所有聲音都在空中凝結，附著在桌面、在牆角、在阿伯米白色的薄夾克上。診間裡靜的有點令人不自在，至少阿伯可能是這麼想的。

我輕拍阿伯瘦瘦的肩膀叫他「阿伯！」，但沒得到任何回應。

「阿我爸爸的鼻胃管之後可不可能拿掉？」

我抬頭看向阿伯的兒子時，他和老師之間的對話已經來到了這支我幫阿伯放上的鼻胃管，「我想讓他用嘴巴吃東西，這樣一根東西看了也很難過，可是如果拿掉是不是很危險？如果嗆到應該就沒辦法救了是不是？阿那醫生你看我爸爸的鼻胃管可不可以拿掉，可以的話今天可以換嗎？還是說今天就可以整個拿掉？」

「嗆到是危險沒錯，但是其實拿掉之後阿伯自己會不會吃不下，老人家營養如果不好才更需要擔心。」

「那可以拿掉嗎？」

「我是比較不建議。」

「……」阿伯的兒子不知道是擔心還是失望，短暫沉默了一陣。

「我藥就照這樣開給阿伯，那你們外面等一下。」老師像是抓到機會，趕緊說了這麼一句。

隨著輪椅嘎機嘎機的聲音消失在診間拉門後，我總覺得有哪裡不大對勁，但又說不上來。就像阿伯夾克拉鏈最下端的那一點點小分叉，不要緊，但不圓滿。

離開診間，我在大廳等候批價的地方又看到阿伯他們一行三人，阿伯依然面無表情，不說一語，唯一不同的是，他雙手正不斷嘗試將拉鍊的下端合上。

「唉唷，你不要去弄它了啦！」阿伯的兒子拍掉阿伯抖動著正想出力的手。

┤教師意見├

小小的一方畫面，呈現阿伯一生的辛勞和兒子的無奈。外傭和拉鏈的
插曲，見到人生的執著和缺口。是個很有意思的小品。另針對本篇的
評讀寫得也非常入味。

〈回診〉評讀

蕭文秋

　　回診，一件短暫的事情，就像是偌大醫院裡一格一格小診間，只是從早上八點半到中午十二點半被切割成數十個零碎時間的其中一段；或如飛鳥掠空，短暫出現，然後消失。診間病人不同於病房病人，一個個彼此獨立，但這些獨立的人或家庭的背後，卻都有屬於他們的長篇故事。也因此我常覺得跟診就像坐在電視機前，連續四個小時看了五十幾部電影的預告，每一篇都不深入，卻都在我的心底起了一圈圈散落各處的漣漪。安立這篇文章給我「破碎」的感覺：整個故事像一幅拼圖，每片拼湊在一起，卻好像彼此間都有些許的縫隙。

　　在這篇故事裡，彼此都不是彼此的主角，阿伯似乎是故事的主人翁，卻與說故事的人只有過數面之緣；外傭姐姐也許是阿伯這段生病日子裡最照顧他的人，卻不是阿伯有血緣之親的家人；兒子是阿伯含辛茹苦養大的家人，卻不是他人生晚期常陪伴的人；醫師是治療阿伯的人，但卻不了解阿伯的心理；阿伯是來看診的人，但主導整個診間對話的卻是他兒子；生病的是阿伯的身體，決定這個身體該受到什麼對待的，不是他。正因為這微妙的關係，讓整篇故事充滿無奈。

　　安立並沒有帶太多情緒的字詞，她平淡、寫實地將整個回診過程（我想約莫十來分鐘吧）攤在讀者眼前，她沒有誇大那個缺口，事實上缺口也不大，但就是清楚的在那裡，無法忽視。

　　進醫院這幾個月來，我發現像〈回診〉這篇故事所描述的事情，其實很常發生。每當看著那些老人所受的對待，我便開始質疑自己：醫療是為了讓生命延續，還是為了改善病人的生活品質呢？當面對無法以語言表達的病患時，我們要聽從一旁看似具有主導權的人，而忽

略病患臉上的神情或無聲的嘆息嗎？指導我們的主治醫師都各自有一套處理類似問題的方法，比如我曾遇過嚴肅的醫師，遇到類似情況時，便會向病人家屬說教一番；也曾遇過冷漠的醫師，對於病人所述一切與自己專科無關的抱怨都無動於衷；但大多數都是「保持距離」的醫師，也許是看過太多以致於麻木了，或者是基於自我保護的念頭，我總感覺這些主治醫師們似乎與病患及其家屬間隔著一層透明保護膜，而在之下處理倫理問題。

「別人家的事情我們能不過問，就不要去問。」這是第一次問及倫理相關問題時，主治醫師給我的回答。而這也是我奠定醫病關係的第一項原則：「保持距離」。我不確定這樣的想法正確與否，但對我來說，這是一種自我保護，保護我別太過深入任何一個臨床上碰見的病人，如此一來我就不會受到非理智（情感）的牽動，否則我如何在許許多多部人生電影前，仍保持眼前方向不迷惘，如何在各種人生的缺陷、遺憾面前，保有每日的樂觀開朗？

我試著想像未來自己成為主治醫師時，面對類似的情況，會做什麼樣的決策？我想那位具有主導權者（但通常不是病人本身）是我會去協商討論的對象，但並不因此忽略了病人本身的感受，同時也希望將來在做決策時，不因專業而掩蔽了同情、同理。最後，希望能夠在醫病之間尋得一平衡點：「不太過冷漠」，卻也不因醫院裡的生活，而改變了我原本想過的生活。

2

新年快樂

黃亞寧

　　在 15C 的護理站，值班醫師快速地打著醫囑，伴著他的是一聲聲劇烈的咳痰聲，醫師皺了一下眉頭，心中糾結地想著：「這一顆化痰藥，究竟能化解多少無奈？」走廊上急促的步伐催逼著醫師的思緒歸位，原來是隔壁床的家屬怒氣沖沖地在電腦前抱怨：「這麼大的聲音，我媽媽要怎麼休息啊？！」醫師快速下好了醫囑，接收完抱怨，走回值班室，晚餐的便當早就已經涼了！心中又忽然想起今天中午的便當事件……。

　　一如往昔陳護理師結束所有的工作，最後一個走進休息室，肚子咕咕叫著，環視桌上，心想：「咦？我的便當呢？」護理長從外面進來，隨口說了句：「我以為你今天心血來潮要提早吃飯呢！」

　　翻遍所有討論室、休息室和護理站，許多幫忙找尋便當的護理師們都納悶：「剛剛桌上明明還有一個便當啊？」走過 15-4 病房門口，李護理師「啊」了一聲，說：「你怎麼可以偷吃護理站的便當！」眼前是今天早上才因為肺部積水昏倒在路上而被急診轉上來的新病人，狼吞虎嚥地吃著便當，飯粒和碎屑掉了病房滿地。

　　值班醫師拿起便當，走到病歷前，翻開這一位新病人的病歷，

眼睛緩緩滑過每一個字：「Past history: laryngeal carcinoma（喉癌）兩年前在醫院診斷出來，拒絕化療放療，後來從醫院逃走；Objective finding：因不明原因胸口有一個氣切的洞，沒有癒合，所以病人無法說話；職業：游民。」嘆了一口氣，醫師心想，這一定要連絡社工介入，眼睛一掃看到這一次進來的原因：「肺部積水，影像顯示肺內有 mass（腫塊），疑似 laryngeal carcinoma 的轉移，但不能排除原發性肺癌。」

咳痰的聲音小了下來，換成陣陣鼾聲，醫師抬起頭看了一下手錶，三點整，心想等一下等社工室早上八點上班，先打個電話詢問一下社工那邊好了！或許可以先安置好他的飲食等事情，再告知他進行抽吸，看看到底是原發性還是次發性，否則他應該會反覆感染而住院。

幾天過去了，算一算是第四次了，醫師再次踏入 15-4 病房，聲音堅定且宏亮地企圖遊說這一位病人：「伯伯，我們抽一些細胞作化驗，看一下情形，這樣才能治療你的肺部啊！不會很痛啦！一下子就好了！」伯伯搖了搖手，再次拒絕，拿起第二個便當，低頭繼續吃著……。

第六次，醫師問：「那你願不願意直接做電療，電療可以幫你把肺部不好的東西先殺掉，否則你下次還是會因為那一個不好的東西所分泌出來的水積在你的肺中而住院喔！」伯伯的視線一直低低的，吃著便當，緩緩搖著頭。

第八次，「那你都不想做這些處理，你身體已經好多了，肺部沒有積水，也沒有任何感染的情形，我們可能就要讓你出院囉！」終於，伯伯抬起頭，眼中含著淚水，搖了搖頭，因為搖頭的關係，眼淚一顆顆甩在便當裡，緩緩滲入飯中……，伯伯卻仍然一口一口地將滲了眼淚的飯往嘴裡送。

今天查房結束後，主治醫師說：「差不多該讓他出院了，我們能做的都做了，就明天吧！」醫師心想：「明天？好像是除夕夜？」

「雖然明晚是除夕夜，但大家絕對不能鬆懈，一定要打起精神，才能應付任何狀況。」護士長召集護士們，叮嚀了一番。

行事曆上貼的小春聯，透露喜氣洋洋的氛圍，但醫師今天卻要值班，在除夕夜的前夕。直到過了晚餐時間，醫師才有時間喘口氣；走到醫院餐廳，獨自吃著冷冷的三明治，打開手機瀏覽朋友動態，盡是歡樂團聚的照片，對照眼前空蕩蕩的餐廳，讓他心裡湧上一陣落寞。

無精打采地回到護理站，經過 15-4 病房，看到伯伯也無精打采地躺在床上，身旁一如往昔沒有陪伴的家屬，醫師心想：「有誰會想在醫院裡過除夕呢？」特地找到了幾個紅包袋，裡面放了一包好吃的餅乾和一枚一塊錢，遞給了 15-4 病房的伯伯。「伯伯，明天就是除夕了，過了除夕就是新的一年，這是給你的，一元復始，萬象更新，新年快樂！」

今天值班的晚上異常平靜，好像連住院的病人也知道快要除夕了，不敢打擾醫師一樣，值班醫師今晚睡得特別安穩。

隔天一大早，醫師來到護理站，護理長遞過一張字條，上頭寫著剛硬的字跡：「醫師謝謝你，新年快樂～」護理長笑了一聲，說：「是 15-4 病房的伯伯給你的！今早他還在護理站比手畫腳了老半天，搞得我們頭很痛，原來只是想要一張便條紙，寫這麼一句話給你！你真有人緣，今天就要讓他出院了！你捨得嗎？」說完話，留下醫師，推著車子，往 15-4 病房走去，要去拆掉伯伯手上的靜脈滯留針。醫師突然回過神來，今天就是除夕了，今年終於可以回家吃年夜飯。忙碌了一整天，手上的病歷一本一本處理完，最後一本了，醫師鬆了一口氣，看了一下，是 15-4 病房的伯伯，今天下午應該要出院了，如

果不處理好這一件事，明天接手的醫師一定會很麻煩，住了這麼多天，許多處置也都結束了！沒有任何可以說服健保局的理由，再讓伯伯住院，醫師心中還是很掛慮，打了一通電話到社工室詢問，社工在電話那頭，聲音聽起來有一些無奈，支支吾吾地說今天就是除夕了，許多安置的公家機關都會休初一到初四，許多的安置，可能要等到初五才能處理……，醫師心中思考著：「那這四天伯伯要去哪裡？回到當初他被人發現昏倒的街頭嗎？」

電視上的氣象主播用清晰的口吻播報這幾天的天氣預報：「今天開始這一波寒流會影響到初五，可能創下今年最低溫的記錄，請各位民眾務必確實防寒保暖，多加幾件厚外套！」

看著眼前的出院病摘，醫師和社工互相看了一眼，耳邊傳來護理師的詢問聲：「15-4 的伯伯呢？今天要再照張 X-ray 的，他剛剛不是還在病房吃飯？」社工抬起頭，輕聲回應了一句：「我想等吃便當時他就會出現了！」護士嘀咕著：「真是的，今天是除夕夜耶，煩死人了！真想趕快處理完這一件麻煩事，下班走人！我家人還在等我吃年夜飯耶！」說完，無奈地走了。

此時社工回過頭，嘆了一口氣，看著醫師，口中輕輕吐出這一句話：「或許，他在乎的只有每天那多出來的一個便當而已。」

┃教師意見┃

沒有多餘情感的字詞，卻讓我們看見不同於自己所熟悉的「他者的世界」，並因他者的突兀存在而有著倫理的牽掛。

〈新年快樂〉評讀

韓政達

　　當我們停留在醫學專業的象牙塔裡面時，對於病人問題的處置與判斷往往很直接，而且在邏輯上是容易判斷並做出決定。只是當許多不同的社會環境、家庭背景、每個人的主觀價值交錯在一起時，原本看似直接確定的答案就不再那樣完美。處理同時包含多面向的問題原本就不是很容易，尤其是每個醫生也會有自己的價值觀和所謂心中的一把尺，使得問題的解決更加複雜困難。即使是經常面對人際關係的法官、社工等專業人員，在遇到問題時，都不見得能理出清晰的頭緒，更何況我們這些絲毫未受專業訓練的醫師們。於是只能各自為政，依靠醫生自身的判斷與想法去溝通，甚至乾脆不願面對，自我保護地停留在醫療專業的這一條線內。但換個角度來看，這或許才是我們應當做的，盡我們的醫療專業提供對病人最好的決定或建議。

　　在這個故事裡面，從遊民的角度來看，他只是單單需要滿足他的生理需求。有得吃與住，身上有什麼疾病或許對他來說不是第一個要擔心和考慮的。對我們醫生而言，到底要如何治療疾病與病人身體健康狀況的未來發展，則是我們的優先考量。護理師則要面對繁雜的護理工作，疲於奔命地處理各式各樣、大大小小、奇奇怪怪的事情。從每個不同角色的面向去觀看就會得到不同的結論，難以判斷對錯，所以到底要如何做出對病人最好、最合適的決定，也是十分難以決定。面臨這樣的兩難狀況，每個不同角色常選擇退回到自己專業的保護傘裡面，每個人都可以理直氣壯地認為自己已經做了應盡的義務，其他部分要請其他專業人員處理。但是有時候每個人稍稍多付出一些，多做一些事情，好像事情就可以更圓滿一點的解決。

3

渲黃的微光

林家飴

因為站在一個既清晰又特殊的位置，身為見習醫師的我，擁有少數人才具備的特權，得以窺視人與人性在疾病的籠罩裡，如何溫柔而強大，卻也殘酷得脆弱。

一如往例，逐漸熟悉的生活模式，讓還是見習醫師的我，學習收斂起侷促不安的生澀，緩慢地、溫柔而小心翼翼地，參與了黃伯伯人生的某一部分。也一如以往，十八樓，肝膽內科。

病房的昏黃燈光，似乎讓病人的臉頰更顯得消瘦枯黃，眼底也看不見澄澈的微光。空氣裡，手掌上，甚至充滿記錄紙上飄散著乾洗手液嗆鼻的氣味，這些，都是既熟悉卻強硬的隔絕，彷若這樣日復一日，能抹去與生命拉鋸的艱辛。

已經九點半了，我習慣性拉起圍簾，隔離外在世界，就得以保留一點疾病隱藏的訊息，讓僅存的隱私還能侷限在小小的圍簾裡。而靠近門邊的這床，就更顯得與日光隔絕，離亮澄的外界更遙遠。

我拉下口罩，露出大大的微笑：「伯伯，今天感覺如何呀？肚子還會脹脹的嗎？」

「還不就是這樣啦，就腹水讓肚子脹脹的啊，看能不能趕快幫我

檢查完，我想回家啦！」伯伯一貫的流利臺語，充滿果斷氣魄地問著，手還習慣性摸著因充滿腹水而脹大的肚子。

伯伯已經六十五歲了，個性爽直，總是很自豪有著至今沒人能正確發音的名字。微黃的結膜底下，透露著頑強的好勝，還有好多年輕時的豪爽果斷。而豪氣揮霍著身不由己的熬夜拼酒，讓肝臟指數強勢地顯現因酒精性肝炎的攀升，甚至擴及多處，成為惡意侵略的肝癌。住院已近一週，他仍舊不清楚，肝臟在他的身體裡，占據了如此廣泛的地盤，而身為見習醫師的我，只能選擇參與，卻無權透露他的病情。黃太太總是羞澀地笑著，站在床邊，偶爾詢問幾句。記得第一次見面時，她略帶防衛心的神情，想防衛親愛的人的強悍模樣，讓我印象深刻。一次又一次，我們逐漸熟悉，逐漸能夠閒話家常。身為見習醫生的我，得以如此直接地參與他們的人生，即使僅此短暫的兩週，我也想努力地，用我的方式，照顧他們。

「伯伯，我來幫你聽一下心跳喔～」我拿起聽診器，清楚聽見充滿力量的心跳。「哎呀～當然嘛ㄟ跳，咛就害啊～」伯伯直率地說著，讓我也笑了，那時候，我們都希望能夠這樣一直微笑，充滿活力地活著。於是我照慣例，仔細觸診著，肝臟仍舊頑強地腫脹著，邊緣的腹水，除了利尿劑或是更進一步的抽取，面對這麼強悍的癌細胞，幾乎是束手無策。走出病房，我收起努力的微笑，戴上口罩。

「醫師，我可以請問你嗎？我先生的病情到底怎麼了，住院快十天了，能不能快點檢查治療好，我們想回家啊！那之前的檢查結果呢？」黃太太這幾天總會問起一樣的問題，一開始，我總是告訴她，要等主治醫師跟你們解釋喔，我還是醫學生，說明不夠清楚。但兩三天前，得知肝癌已經攻城略地，幾乎侵略到主動脈，我們早已清楚知道，只能緩解病人不適，選擇好好面對處理接下來的人生規劃。

「你們要記得，好好想辦法學習，怎麼告知病人的狀況，看是要

選擇安寧療法，還是什麼決定，甚至保險需求都要顧慮到喔。總之要慢慢讓家屬知情，直接告訴本人，我怕本人承受不住。」主治醫師鄭醫師是經驗豐富也洞察人情的せんせい（Sen-se），他仔細交代住院醫師學長，不忘多提醒了幾次。我還是一樣，天天去探視黃伯伯，天天努力研究那些如此確鑿的數據與影像診斷，冀望能夠看見一點幾乎不存在的希望。

「醫生，真的檢查了那麼多，還是不知道嗎？我們這樣也不曉得要怎麼辦耶！」黃太太略顯焦躁不耐的問著。

「哈～我媳婦下個月快要生產了，我想快點出院，我兒子媳婦剛剛來過喔！」我聽著伯伯的話，藏起心裡擔憂的苦澀與不安，努力幫伯伯做完例行的檢查。走出病房，我不斷想起這超過一週的病歷討論，還有檢查過的影像與病歷上批示的：詢問轉安寧病房之意願。經過快一週了，伯伯似乎並不夠理解自己的身體狀況，還是一樣殷殷企盼檢查結果。我決定告訴主治醫師病人的擔憂與詢問。

「我們要小心謹慎地讓病人家屬慢慢了解，再間接讓病人知情。」鄭醫師還是非常細心地考量到這點，我鬆了口氣，也許只是沒找到機會告知家屬吧。即使如此，我也只能在能力之內，短暫的見習兩週裡，盡可能地陪伴黃伯伯，安撫黃太太的情緒。至少，伯伯的心臟現在還是很努力地，跳動著。

「醫生醫生，麻煩你告訴主治醫師，我們想出院，現在也沒有不舒服的狀況啊，如果有藥可以吃，我們想拿藥回家就好，不太想一直住在醫院裡。」黃太太還是不斷問起病情。

焦慮像是撕裂的聲線，劃破沉悶的濕氣，焦黃苦澀，總是十八樓難以褪去的病容。而我，也同樣等待著，至少可以陪伴他們，面對癌症末期被告知時的苦澀與煎熬。兩週實習結束了。我在注意事項裡寫著：「黃伯伯的媳婦快要生產了，伯伯想回家等著抱孫子，想詢問

醫師是否能儘快出院呢？」

　　分離之後，許多病人的生命停在原點，而我，持續往前。

──────────┤ **教師意見** ├──────────

人物角色刻畫栩栩如生，認真觀察人物的互動，並深入沉思人生的悲
歡離合。

〈渲黃的微光〉評讀

陳銘貴

　　卑微的身分一直以來都是我們見習醫師的難題。因為是 clerk，所以沒有權限看病人的門診病歷、護理照護記錄，以及影像（現在開放了）。但往往，我們需要全盤了解病人的狀況，單靠系統上的住院記錄，是不夠的，因為我們永遠只知道某病人是某月某日因診斷出某病而住院，然而病人的就診過程，住院之前的變化，我們都沒有辦法知道。所以，看了這篇文章的第一段，我就已經很想繼續看下去。這種現象其實讓我覺得很納悶，或許院方有他們的考量，但一方鼓勵我們自主學習，一方又限制我們的權限，實在讓人抓狂。

　　閱讀文章的同時，我的腦海浮現了伯伯的樣子。他看起來很慈祥，可能像小丸子裡面的老爺爺，皮膚黃黃，應該長得很可愛、很有趣。非常喜歡作者在文中對於角色的刻畫，裡面的角色都非常鮮明。

　　文中提到家屬的防衛心，我也不時會遇到，有時甚至直接問我們「是不是要交作業？」真的會非常尷尬。的確，我一開始在詢問病情的時候，真的是帶著「做作業」的心態，這樣一問之下，我終於醒悟病人需要的不是「交作業的醫師」，而是一位真正關心他們的醫師。我發現帶著一顆關懷的心，真的有辦法克服家屬或病人的質疑。

　　我並不太清楚故事裡面，病人的狀況以及醫師所做的決定，因為如果從這片段的故事定義事實的全部是非常武斷的。但是，我可以感受到主治醫師對於病人的關懷。說到關懷，我們要先分清「為病人著想」與「站在病人立場去想」之間的差別。顯然，後者是很難做到的。我們往往習慣為別人著想，卻忘了那人是否真正需要我們對他們的處置。或許，我們的行醫經驗會告訴我們，我們的決定是對病人有

利的，但事實上，對病人而言，這些利益是毫無意義的。我並不是要反對專業（我怎麼可能反對自己的立場），而是要指出醫病溝通最大的矛盾——立場的不同。身為醫師，專業的代表，我們不可能輕易妥協民眾的要求，但身為家屬或病人，他們也很難理解我們的堅持。

文中的的最後一句，讓我有很大的感觸。我們在病人的生命中，扮演了路人甲的角色。奇妙的是，這個路人甲卻為主角做了好多重要的決定，對主角的身心做了很大的改變。這個路人甲，不簡單啊！此外，這一句對我最近的心情產生了很大的共鳴。我們身上配備的武器是我們的專業跟技巧，也就因為這樣，我們常常對病人的生死有比較準確的預期，看到疾病的進展，就大概能夠看出病人下場，那到底是要帶著麻木的心情去應對呢，還是要感性地面對？我認為，兩個都是極端。麻木的知曉對生命失去了熱忱，利用情緒去感受卻會讓我們的生涯變得悲苦。以正念去覺知病人的狀況（生與死），加以關懷和理解，是最佳的應對方法。

很開心有幸讀到此篇文章，謝謝！

4

門診的牛肉麵

鄭中竣

「不好意思，請問婦產科門診在哪裡啊？」一位還沒中年的婦人把我攔了下來問道。

「就在這邊！」不擅長表達位置的我往前又走了幾步，向右前方伸出了我的右手。

「這裡右轉就是婦產科門診了！」

「阿……好，謝謝你喔！」婦人邊走邊道。

婦科門診與產科門診一樣，在醫院二樓。由大廳抬頭往上看，其實看不見婦產科門診的入口處，大概要從左手邊的電梯、樓梯，或右手邊的手扶梯到達二樓，走一小段路才有辦法找到。其實大多數人第一次去都會猶豫一下，因為二樓有很多不同科別的門診，而婦產科的門診又夾雜在骨科門診與小兒科門診之間，若沒有仔細尋找，恐怕會誤以為自己走錯了地方！二樓雖然有一整排的掛號臺，但是常常被人潮擠的水洩不通，大概也沒辦法到掛號臺問路，而門診處通常只會看到在診間內外來回忙碌的護理人員，以及許多坐在椅子上等待看診的病患，最後，大概也就只能攔截來往的醫院同仁問路。

我尾隨了問路的婦人往右前方走到婦產科門診內，左手邊的志

工阿姨一如往常忙碌地替病人發折價券。

「阿姨真的好有心！天天都來醫院當志工呢！」有一次，門診的黃護理師向李醫師說道。

「嘿啊！」李醫師道。

「辛苦了！」我不經意地向阿姨說了一句，阿姨看著我點了點頭，又繼續忙碌去了。

婦產科的門診不大，在我的左手邊大多是產科門診，右手邊則大多為婦科門診。我看了看牆上的牌子：「婦科四診——李醫師」又看了看等待看診的病患。所有的椅子都被坐滿了，有的家屬甚至還需要站著陪病患等待，而剛剛問路的婦人老早在左後方處坐了下來。我走進了診間，一如往常打開了依偎在牆邊的折疊椅，往電腦螢幕上一看：「共 40 人」。

024

「其實那根本就是他自己的問題啊！」忙碌的黃護理師一邊與陳護理師聊天，兩人一邊同時忙著整理手上今日看診病人的病歷。其實黃護理師年紀不大，大概三十幾歲的樣子，有一位在唸國小的女兒，而李醫師也大概與黃護理師年紀不相上下，也有一位約一歲的女兒。前陣子聽另一位方醫師說，壓力大的工作似乎有更高的機率生下女生，因為有文獻指出，壓力大會使具 Y 染色體的精子活性降低，而婦產科又是壓力比較大的科別，所以婦產科內大多醫師的小孩都是女生！方醫師開玩笑說，泌尿科醫師有一陣子生了好多男孩，可見泌尿科開始比較沒那麼忙碌了。

我的眼睛才正要往時鐘的方向看過去，此時看見手上捧了碗牛肉麵的李醫師匆匆走入了診間。

「你還沒吃喔？！」黃護理師道。

其實李醫師連回話的時間都沒有，快速將座位做了一些微調後，一整個人幾乎快倒在椅子上。

「嘿啊！今天怎麼這麼多人啊？」

黃護理師看了看螢幕，還不必等李醫師開口，左手即按了一下看診號碼，右手將第一位病患的病歷遞到李醫師的眼前。

「秀麗！來，可以進來了喔！」黃護理師迅速打開了診間的門，向外面等待的病患叫道。

我看了看門外的等候區，人潮還是一樣那麼多，有的人看著上方的電視新聞，有的人在飲水機前裝水。一位約三十幾歲的婦人和她的丈夫走入了診間。

「李醫師你好！！」秀麗就好像是小孩子等到了期盼的暑假一樣，一臉緊張又睜大了眼睛向李醫師問好。

「秀麗今天怎麼啦？」李醫師問道。

「醫師，我今天的心跳好快喔！快到我自己都好害怕！你看看我的本子！」

秀麗之前生產的時候被診斷出患有子癲前症，小孩生產以後持續在李醫師的門診做追蹤。其實秀麗很在乎自己的血壓心跳，手上的本子密密麻麻地寫滿了自己過去一個月以來一日早、午、晚所測出的血壓和心跳。其實子癲前症的處理就是趕快將胎兒生下來，生產以後大概觀察個一到兩天，若沒有太大的問題，其實會發生問題的機率是很低的。

「其實看這個數據代表現在可以停藥了，你會感覺到心跳變快反而是因為血壓被藥物壓得太低了！」李醫師緩緩向病人解釋。

「是喔？！可是為什麼我早上剛起來的時候血壓⋯⋯」秀麗緊張地又繼續向李醫師問道。

「別擔心啦！其實擔心也會造成血壓上升啊！好，那先這樣了！」李醫師道。

「謝謝你喔！」將所有困惑都道盡以後的秀麗與其丈夫往診間外

邊走邊說。

接下來，李醫師一連又再看了好幾個病患。我又看了看前方牆上的時鐘，已經下午快三點了。診間裡其實很冷，那份本來燙手的牛肉麵老早就慢慢失溫了。好不容易有一段空檔的時間，李醫師迅速摘下了口罩，打開了裝牛肉麵的盒子快速地吃了起來。

「醫師你快吃啦！都已經這麼晚了！」黃護理師一邊處理手上的子宮頸抹片單子，一邊關心李醫師。

「喔，快餓死了！」李醫師終於忍不住說了一句，又繼續多吃了幾口。

「啊！掉了！」我正在寫手上的筆記本，只聽到某個東西掉落在地上的聲音，原來是李醫師手上的竹筷子掉了一支。李醫師快速將地上的竹筷子撿起來，用剩餘的一支竹筷子繼續扒完剩餘的牛肉麵。診間的門突然毫無預警地打開，李醫師好像潛逃犯在躲警察一般，在電腦螢幕前面趴了下來，整個臉幾乎快貼進盒子內。原來只是一位來遞病歷的同仁，將病歷攤在桌上以後，又匆匆把門關上離開了。

「你這樣子躲在電腦後面，我從這個角度真的完全看不到你耶！」黃護理師故意開李醫師的玩笑。

「哪有可能看不到啊！就算真的看不到也會聞到味道啊⋯⋯」李醫師抱怨道。

確實，診間此時充斥了一股牛肉麵的味道，與本來門診內四面白皙的牆面形成了對比。李醫師吃完以後，匆匆拿著盒子往洗手間的方向走出去。另一位邱姓護理人員拿了另一張子宮頸抹片的單子走進了診間。

「李醫師在吃牛肉麵喔？！」邱姓護理人員道。

「你怎麼知道？」黃護理師反問。

「阿味道很重啊！」說完又出去診間外了。

「我怎麼都沒有聞到啊？」面帶著口罩的黃護理師一臉疑惑地看著我，我也一臉疑惑地看著黃護理師的口罩……。

等李醫師回到了診間，黃護理師又繼續反射性地按了下一個號碼和遞下一位病人的病歷。門外本來走來三位女生和一位男生，但其中一位年紀最長的婦人揮了揮手，示意不要那位男性家屬一起進入診間。其實我之前老早就注意到了這四個人，因為他們算是眾多看診的病患裡，陪同的家屬最多的一群，因為位子不夠，所以幾乎在候診區的右上處圍成了一圈。三個女生裡有一位年紀最長，穿著端莊的婦人，大概是他們的母親，另一位大概是病患的姐妹，年紀很輕，貌似大概只有二十歲左右，穿著一身連身裙更顯淑女氣質。最後是看診的病患，也是年僅二十歲左右的女生，緊張地在診間裡坐了下來。

「淑芬，今天來是怎麼了？」李醫師一如往常問道。

坐在椅子上的淑芬不安地側了側身子，張開了口還沒來得及說話，母親就緊接著開口說道：「我們今天來，有三個目的。」

我看了李醫師一眼，李醫師不動神色地繼續聆聽母親的闡述。

「第一，我們要檢查月經出血的問題；第二，我們要檢查陰道；第三，我們要開診斷證明書。」

「是什麼樣的……？」李醫師還來不及發問，就被淑芬急忙打斷。

「我之前因為月經有些不正常的出血，以前都沒有過這種情況，因為之前都很規律也很正常，所以我到外面的診所去看看，結果到了診所，那裡的醫師叫我去做內診，我不知道內診是什麼，進去做的時候醫生什麼也都沒說，結果做的時候會痛，做完之後就流血了！」

「醫生什麼也都沒有說，也沒有問她有沒有性經驗，他怎麼可以就這樣直接做了起來？！阿如果說人家是第一次做的話，怎麼會知道要怎麼做，也不會知道會不會有什麼東西進去啊？！」母親很急迫地不斷解釋。

「那你之前有過性經驗嗎？」李醫師看著淑芬問道。

「當然沒有啊，所以我們就是很擔心『那個』會不會已經破掉了，因為都已經流血了啊！阿我是覺得流血就是代表說那個已經破掉了！醫生他怎麼可以這樣啊？那這樣我們家的女兒以後怎麼辦，現在要怎麼辦啊？！」母親越來越急迫。

「沒關係，我們先做個內診，讓我先稍微看看，檢查一下，好不好？」李醫師說道。

黃護理師急忙帶著淑芬一行人進入內診間，李醫師轉個頭來輕聲對我說：「學弟，你不要跟進來。」接著，匆匆進入內診間。

診間裡的牛肉麵味道始終還未散去，隔著一道牆，我聽到了淑芬母親和淑芬繼續緊張地說明：「醫生，難道做這種內診之前都不用事先告知嗎？那位門診的醫師竟然還反駁說是我們沒有主動告知！如果病人是第一次做，怎麼會知道要進入，怎麼會知道啊？」

「這個看起來是只有表面的受傷，還在，別擔心。我們出去再聊，好不好？」李醫師仍舊鎮定地回答家屬。

「醫師，你知道那位診所的醫師還怎麼說嗎？他還說我什麼都沒有看到，出血是本來的事情，跟他無關，不是他造成的！」母親一邊走出內診間，一邊激動地繼續向醫生說道。

「我是有看到處女膜表層的撕裂傷，但是並沒有破……」

「撕裂？處女膜有那麼厚嗎？」母親皺了皺眉頭，懷疑地詢問李醫師。

「有啊！處女膜還是有個厚度，但是目前看起來沒有紅腫出血，但是有表層的撕裂傷。」李醫師解釋。

「那我問你，有傷口對不對？」

「對，有看到表層的撕裂傷。」

「那就是有傷到啊！那位門診的醫師還理直氣壯地說他保證絕對

沒有傷到！」

「我明明還聽到他責備護理師怎麼沒有先詢問我！」淑芬再補充。比起母親的躁動，淑芬相對不太發言，在冰冷的診間內直打哆嗦，眨了眨眼睛繼續凝視著李醫師。

「醫師，可不可以幫我們開診斷證明，要證明是近期內造成的處女膜撕裂傷！那位診所的醫師怎麼可以這麼不負責任！」母親問道。

我看了看李醫師一眼，李醫師沉默了一會兒，空氣似乎在那一瞬間凝結了起來。李醫師看了看電腦螢幕，開始打起了鍵盤。打完以後，李醫師又停頓了一會兒，眼神沒有聚焦在任何人身上，似乎在沉思些什麼事情。

「剛剛在內診時，我沒有看到明顯的紅腫和出血，我也沒辦法幫你證明這個傷口是最近的或是以前就造成的。但是我可以做的是，幫你開一份處女膜撕裂傷的診斷證明。」李醫師終於開口緩緩說道。

「沒辦法寫『最近』喔？……醫生你知道嗎？診所的醫師竟然還說診間有掛個『請主動告知』的牌子，阿可是我們根本沒看到有什麼這樣的牌子啊？阿我看你們這裡的診間也沒有這樣的告示，難道醫師在做檢查之前都完全不用告知嗎？」母親說道。

「我想知道告知是不是做內診的流程之一？」淑芬問道。

「原則上我們都會事先詢問病人有沒有過性經驗，這個確實是醫師的疏忽，但是就診斷書而言，我可以做的就是幫你開『處女膜撕裂傷』的部分，至於是新的傷口還是舊的傷口，因為處女膜也有可能因為運動、騎腳踏車等種種因素而受傷，我沒有辦法幫你寫這個部分，先跟你說聲抱歉。」李醫師再次解釋道。

家屬似乎可以感受到李醫師的無奈之處，母親放緩了迫切要求的態度，點了點頭。淑芬看了看母親一眼，母親大概也有所領會。

「好，那我知道了。所以診斷書的部分……」母親又開始說道。

「好，那我們外面先稍坐一下喔！診斷書的部分會再依據剛剛醫師所說的開給你們！」黃護理師回過神來後，急忙補充道。

「謝謝你喔，李醫師。」姐妹們雙雙向李醫師道了謝，尾隨母親回到候診區。

李醫師再次摘下了口罩，喝了一口水。

「怎麼會有這樣的醫師呢？你剛剛進去內診間的時候也有看到撕裂傷，對吧？」李醫師問了問黃護理師。

「對啊！」黃護理師道。

李醫師若有所思地又陷入沉默，不一會兒搖了搖頭，戴上了口罩。

身為醫師本來就應該要做到告知的義務，怎麼可以把責任推卸到護理人員的身上？自己身為醫師是不是也應該要了解自己的本份是哪些？看到了就說看到，沒看到就說沒看到，看似簡單，但做起來，我想恐怕需要更多的勇氣。

診間裡牛肉麵的味道不知道在什麼時候變淡了些，或許老早就散去了。我看了一眼李醫師，還沒機會回過神來，下一本病歷又遞到了李醫師的眼前。

「婉琪！來，可以進來了喔！」黃護理師迅速打開診間的門，向外面等待的病患叫道。

┃教師意見┃

具很好的敘事性，故事線的舖陳具有張力，人物刻畫細緻，讓人感受到醫療的現場。

〈門診的牛肉麵〉評讀

張顥耀

This is a touching story that is beautifully written. From hearing his thoughts, to the words exchanged between doctor, patient, nurses, and family, to the motives behind each action, to the emotions of the characters, and to even the smell of beef noodles, everything just blends together perfectly into a seamless masterpiece. It is a story that hooks you in and keeps you there wanting to know more. Very well done! It really brings to light the human side of things, which is the emotions, in an otherwise overly busy hospital striving to keep up with the never-ending lines of patients needing diagnosis and treatment. Stories like this one are what remind us of our original mindset upon choosing a medical career.

After going through all the exams, textbooks, and lectures robbing us of human interaction, we often forget that a doctor gets his motivation for treating patients out of love, out of emotions, and not from money, and not from power. After reading through his story, I really can't help myself to not bring up one of my own! My week at neurosurgery!! I've met an amazing doctor this week! He really takes great care of his clerks! He would give us a worksheet before the start of the course to prepare for everything we would need to understand his thought process in treating a patient. He would sacrifice his lunch time just to draw on the white board the corticospinal tract and posterior column and explain it to us! He would refer us to another doctor who specializes in another area for specific lectures after attending his clinic for a while to maximize learning. He would ask us questions during his chart rounds and give us a direction for studying. He would pay great attention to the way we express our knowledge to others and give advice on how we can be clearer to patients. He would voice out all his thoughts to let us understand what is going on in his mind as he tries to form a diagnosis and treatment plan for his patients. He would ask us about the primary cares we have chosen and tell us what to look for prior to our visits. He would tell us to print out our SOAPs for him so he can go over in detail how we can improve it, what we should be looking for, and how to better organize it. He would go over imaging scans with us and explain all the abnormalities and how they may affect the patient. He would explain every little step he performs during surgery and make sure we know exactly what is going on at all times. He would constantly be aware of our learning progress and give us questions and directions to search for. He would, he would, he would, basically, he isn't even a teacher anymore! He's on another level! Rather, he's like a really caring father who is always worried about how his little kids are doing! I've had some really great teachers in every single department that I have gone to. However, the dedication and attention this teacher gave his clerks really touched me. He doesn't have to do all the extra things he does for us. He does not get any extra pay for doing extra things for us. There really is no reason to. However, he does so out of kindness. Because he has feelings, he knows how confused we are and wants to help us back on the right track.

And it is not only about clerks, he gives his patients a lot of care as well! In the clinic, he would give patients a huge pile of advice to deal with their problems, including what they should avoid doing, what they should do more, what to be careful of, when to take medications, things to look for, and which department to visit if anything arises. Patients just aren't allowed to walk out confused! And during chart rounds he always reviews everything from head to toe to see if any medications can be taken off, which could be added, any symptoms and what could be done about them, how the patient is progressing, and of course, a lot of advice! And it isn't even just only clerks and patients! He even teaches the interns and nurses following him! I've never thought much about him when he was giving lectures in class, as classes are not really made for interaction. But now that I am finally able to follow him in person, I realize how caring and compassionate he really is! He really is the greatest doctor I have ever met up to now!

Aside from my teacher, I also noticed something for the first time while following two of my classmates to visit one of their patients. An elderly man was explaining about his close friend lying on the bed in the intensive care unit when all of a sudden he was about to burst into tears. My classmate quickly went to get some tissues, and my other classmate was quick to comfort him, while I just stupidly stood there struck with the gravity of his situation. I could imagine what I would feel like if I was struggling to bring my close friend back to good health and consciousness. I feel sorry for him, and at the same time, embarrassed at my inability to help him out. He is in good hands though.

The doctor at the intensive care unit is really passionate about his profession and thoroughly experienced with managing patients in critical states. He has even brought back patients from coma and septic shock before! It is really embracing the feelings we have as human beings that drives us and pushes us to continue striving to care for our patients to the best of our ability. And when patients realize how much doctors really care about their well-being, they are far more likely to trust the doctor, want to get better, and find the strength to fight through their struggles as life is worth living for.

In today's world, we are too distracted with our busy lives and materialistic things that we forget about our emotions and those of others. We forget about the wonderful times we have had as kids playing together, chatting about all the little things we can think of, sharing our feelings with each other, and really be thankful for all our friends. But as we grow up, we start to remember. We feel something is missing. We feel this sense of loneliness and not belonging that lingers in our hearts. We miss people. We start to realize how life isn't just about us, but about others too. We finally start to really appreciate how big of a role emotion plays in all of our lives. And thankfully, for me, it returned just in the nick of time!

5

謝謝，「3245xxxx」

黃鵬仁

　　雙手的拇指與食指滑順地掠過兩側白袍衣領，再以半握拳的方式下拉衣擺，確認一切看起來是如此專業與清新。第一天上工，跟著主治醫師去見之後要照顧的病人，心情難免會有些複雜，緊張之下，在深處總會有顧忌醫療糾紛的暗潮洶湧。猶如電視劇所演，主治醫師領著身後的住院醫師和實習醫師，大家手上都拿著一疊疊查房表，振筆疾書，而我，一個新來的菜鳥醫師，只有一手筆記本，假裝專業的當個跟屁蟲。

　　「進來囉！」主治醫師熟練地敲門後這麼說。

　　「陳醫師您好。」病人微張著眼，有氣無力地打招呼。「沈先生，今天下午要開刀，現在感覺怎麼樣？」

　　「很好阿……有點緊張。」

　　「那好，誰開刀不會緊張。給你開刀的是我們這邊專門處理大腿問題的，不需要太擔心。」主治醫師專業地說。

　　「喔……」

　　「這是黃醫師，之後幾天會來照顧你，有什麼問題也可以向他反應。」主治看著病人，用左手指向我。聽到黃醫師的稱呼，一時還不

知道是在叫我，等我意會過來，趕緊向病人和家屬點點頭。肩上彷彿有股力量壓了上來。

「謝謝啊！這間醫院服務真好，那麼多醫生來看我爸。謝謝啊！」原本沉默不語的女兒，熱切地開口答謝。

「那就等刀房那邊安排。」主治回頭時留下這句話。

「謝謝，謝謝啊……」他們嘴裡不斷重複。

回到醫師休息室後，打開電腦，開始找尋這位病人的病史。在病歷號那欄打入「3245xxxx」八個數字，瞬間，所有關於這位病人的訊息躍然眼前。我開始回想起在學校所學，從病史、理學檢查、實驗室數據，慢慢拼湊起整個疾病的輪廓，以及今天下午所有執行的治療方式。剛剛在病房的第一次互動，隨著醫學知識，慢慢淡化了。再一次見到沈伯是兩天後的下午，前一天留在加護病房觀察的他在主治醫師的認可下，轉回普通病房。同時，這也是我獨自一人面對病人的時刻，緊張與不安，深怕說錯任何一句話，而與醫療糾紛沾上邊。我緩緩走向第 85 間病房，長廊投射微紅的夕陽，走過我身旁的人有如隔著一層透明薄膜，難以辨認外表、聲音。叩叩！我用中指輕敲房門，這響亮的叩門聲，彷彿是我起跑時的哨音。推開門，看到的是另一位中年男子，而沈伯正安然地休息著。

「醫師您好。」中年男子說。

「您好，我是黃醫師。」聲音中有藏不住的顫抖。

「謝謝醫師照顧，我爸……」有種承受不起的感覺油然而生，心想我是第一次獨自來看沈伯，什麼檢查、評估都還沒開始，怎麼就先道謝起我了。

「沈先生今天早上還好嗎？有沒有任何不適的症狀？」我一臉專業地詢問。

「謝謝醫師照顧，一切都很好。早上吃了點粥，有一點脹氣的感

覺，不過我爸腸胃本來就不好，所以……，謝謝醫師。」再次受到感謝，我實在無地自容，趕緊拿起一旁護理人員的記錄表，看著今早的狀況，可是眼睛卻無法對焦，一直被「謝謝」兩個字動搖。

「如果有什麼問題，可以向護理人員或醫師說。」勉強擠出這些字後，我逃跑似地走出病房，身後伴隨著兒子的謝謝話音。

「3245xxxx」打入病歷號後，我凝視著這八個數字，混合剛剛的驚嚇，它們好像不再只是「數字」或是「紙本作業」，而是代表一個「活生生」的人，希望病痛祛除、健康出院的人。

當晚，我漫步回家，沈伯現在是否正在吃晚餐、開刀傷口還會不會疼痛之類的問題不停在腦中迴轉，想的已不是他有什麼病，反而是他活著之後會面臨的問題。

隔天早上，在晨會結束後，馬上衝到護理站的電腦，查看沈伯昨天的身體狀況。我熟捻地打入「3245xxxx」，瀏覽著值班醫師的進程記錄。大致沒問題後，我整理好心情，準備去探望沈伯。敲門後，發現這次只有沈伯和一位看護，稍微詢問看護情形後，我靠著床緣。

「今天傷口好些嗎？還會痛嗎？」我熱切詢問。

「還好，醫師昨天好像有給止痛的。」沈伯用不清楚的臺語說。

「肚子有不舒服嗎？」

「比較好了……」

「昨晚睡得好嗎？」我硬擠出幾個問題。

「好啊！傷口不痛睡得就好啊！沒想到這次這麼嚴重，我以前還是體育選手呢，現在也還有在運動，怎麼跌倒就變成這樣，人老了就沒辦法囉……」沈伯話音漸弱。我移到床的右邊，查看傷口是否化膿或出血，也簡單摸摸動脈的膊動。

「現在小兒子還要每個禮拜從彰化趕來，以前都是每個月呢！他還要上班，這樣真是麻煩到他了。」沈伯看著窗外平凡無奇的景色說

著。「老了喔……」我蓋上大腿的棉被，揣摩著沈伯的心意，他老人家因為受傷可以比較常看到小兒子回來，卻又擔心延誤小兒子的事業，是這樣嗎？我自問。沈伯看我頻點頭，今天精神也好，話匣子也開了。「我以前是在兵工廠的，現在有榮民證，算是臺灣榮民，不是外省喔！」「是農民還是榮民阿？兩個有差誒。」一旁的看護這時接話，說完笑笑的看著我和沈伯。「是榮民啦！當兵的榮民，榮譽的榮。」沈伯極力維護自己過去的歷史。「對啦！是榮民啦！當兵的。」我也站在沈伯這邊。

「3245xxxx」，半小時後，我回到護理站輸入今天的病程，回想剛剛的對話，嘴角不禁上揚。「clerk 醫師，什麼事那麼高興阿？」一旁的護理師揶揄的看著我。「沒啦！」我笑答。這一整天，不停回味和沈伯的對話，感覺接觸病人也不是那麼戰戰兢兢，只要以醫學專業為基礎，加上和朋友或家裡長輩聊天的心情，就是一種很好的查房技巧。手術後第三天，我滿懷期待地前往 85 房找沈伯，這次，女兒來照看。

「謝謝醫師，醫院服務真的很好。」女兒彎腰稱謝。

「應該的，今天狀況怎麼樣？」我問。

「不錯啊！昨晚也睡得好，只是排尿痛痛的。」沈伯說，不似昨天熱切。

霎時，我深覺不對勁，在簡單詢問後，跑出病房向主治醫師反應。當下，也就讓 intern（實習醫生）安排尿液檢查，也照會了泌尿科，最後開了抗生素處置。整個過程我每小時不斷地查詢「3245xxxx」的檢驗數據，有如危急生命情況般，擔心著沈伯的身體狀況，內心也罵著應該要好好監督病人狀況的醫師。沈伯對我有如好友般，我當然也盡力維護他的身體情況。「3245xxxx」等於沈伯，不只是八個數字。

　　隔天，在連續尿液檢查下，沈伯的狀況好轉，精神也好多了。一早，跟著主治醫師一起來看沈伯的狀況。「你要開始復健囉！我會幫你安排復健師，週五就可以出院了，定期回診追蹤就好。」主治醫師制式化的口語。

　　「醫師啊！可不可以延到下週一，我們要安排我爸的住宿地方。」女兒說。

　　「也是可以，是有困難嗎？」主治醫師問。

　　「我們家是兩層樓的，怕我爸不方便，謝謝醫師。」女兒道謝。

　　「可以先送你爸到護理之家，做短期的照顧，康復後再回家。」主治醫師推薦。

　　「可是家裡的兒孫都不希望把我爸送到護理之家，希望自己照顧，對我爸比較好。」女兒面有難色。

　　「只是短期而已，可以向家人解釋。我這邊還是可以幫你延到週一，你再想想看，有需要可以詢問護理人員。」主治醫師回答。

　　「謝謝醫師啦！」女兒彎腰笑著答。走出病房後，很開心沈伯下週就要出院了，不過也擔心沈伯之後的生活起居，不知道兒女最後決定送他到哪裡。下週一我也要到別的科別，沒有機會送沈伯出院，衷心希望沈伯能順利回到自己家。在我前往手術室時，在電梯口遇到沈伯女兒。

　　「去買飯嗎？」在病房外不知道要說些什麼，我尷尬地詢問。

　　「是的，謝謝醫師照顧。」女兒再次彎腰答謝。

　　我抿脣點頭後走入電梯，電梯門關上的剎那，我再一次順著兩側的白袍衣領，告訴自己，這才是開始。

03

────────────┤教師意見├────────────

故事對於身為一名實習醫生的角色刻畫鮮明，也呈現了醫護人員與患者家屬對醫療照護倫理認知上的差異。

〈謝謝，「3245xxxx」〉評讀

溫淮緯

　　黃同學的作品瀰漫著身為一個「clerk」，也就是實習醫學生，在醫療體系內的尷尬氣息。我們的專業素養才剛起步，卻要負責一個病人的「主要照顧」（primary care），用著知識不足（其實只是一堆雜亂無章且印象模糊的知識，尚未建立一套完整的思考邏輯）的腦袋，與病人溝通是充滿挑戰性的，與病人互動完後收到的感謝，更讓人感到些微尷尬，因為我們什麼都還不會啊！但透過與病人的互動，也許是超出病情詢問的日常閒聊，都能讓我們從一個兩腳書櫥，漸漸進化到有腳書櫥。舉我自己的例子，我曾經照顧過一個做完急性闌尾炎手術的大叔，術後他持續發燒了好幾天。雖然知道這個狀況，我每天還是只會問他傷口會不會痛、有沒有哪裡不舒服，但他漸漸會和我分享當初是出現了什麼症狀才來到這裡、做過什麼檢查和主治醫師說了什麼等等，於是這個疾病的輪廓越來越清晰，也讓人有足夠的動機將這個疾病的病因、處置、預後等等，好好了解一次，並與這位病人的病程做了一個對照。出院前老師給我機會幫他拔掉引流腹腔積液的引流管，想必他也是緊張萬分，還好一切順利，我們互道了感謝。

　　就是類似這樣的經歷累積，雖然充滿著不知所措，我們將死亡的知識逐步轉化成臨床上的實際現象與應用，也努力克服如此尷尬的身分，嘗試成為一個能夠讓病人真正感謝的醫者。在我的認知裡，每個「clerk」應該都相當感謝自己的「primary care」，就像黃同學寫到的，自己的老師當初只給了一串病歷號碼，在經過真正的接觸與交流後，這八個數字早已經轉化成一個個情況不同的病人，教導我們不同的學問。

041

另外，在文章中也提到護理之家在現代社會一樣略微尷尬的角色。許多新聞與電影等媒體都給我們一個印象：把長輩送到護理之家就是不孝的象徵，讓我印象最深的就是港片《桃姐》。雖然護理之家能解決很多麻煩，生活看起來也大致無異，但還是會感受到一種無法用言語表達的寂寞感。這或許就是文中沈伯的女兒聽到護理之家，就開始解釋家人的立場，而沒有詢問醫師為何提出如此建議的原因。現代老人安養問題持續擴大，成了一個社會議題，每個有良心的兒女都深怕被冠上不孝的罪名，但我認為，如果要取得最佳平衡，讓長輩的心理與生理得到最好的照顧，就需要拋開這種成見。

在醫院裡除了醫療行為，能看到各色各樣的病人及其家屬，有些病人相當配合醫師，態度客氣；有些病人卻愛理不理，自己又沒有辦法照顧好自己。身為一個 clerk，擁有長時間接觸病人的機會，黃同學的文章充分表達實習醫學生的尷尬身分，卻也表現一個學生應該保有的良好態度，並詳實記錄了所見所聞，值得稱許！

6

困住的 Ω

陳昱豪

「陳醫生，那個膠布應該是要這樣貼喔！這樣才不會滑掉……」

只見自己頭上斗大的汗珠止不住地滑落臉頰，連眼鏡都得不斷扶正才能避免滑落，手上拿著的膠布也是不停在鬧脾氣，頻頻黏在一塊，但心中更夾雜著惶恐與震驚，一是深怕自己第一次換藥弄痛了病人，二是雖然我是個大菜鳥，但病人居然比我更了解該怎麼操作！從各個大大小小的壓瘡來看，似乎這病人已經是十四樓的固定住戶。

「陳醫生，新來的齁！不會換沒關係啦，我這種病人就是要來給你們實習醫生練習的啦！」我連忙帶著不知該感謝還是羞愧的心情說聲：「謝謝王伯伯！不好意思第一次換藥笨手笨腳的。」換好藥之後，連正眼都不敢再瞧一下阿伯，就匆匆把換下的紗布和膠布包一包，說聲謝謝、拉上簾子。走出病房的當下，深深嘆了一大口氣，不知嘆的，是自己技術不夠還要病人教？抑或是感嘆病人住院時間長到連我們的 SOP 都了解？

***

換站的第一天來到十四樓的腎臟內科，心中滿是興奮！感覺自

己又朝另外一個旅程不斷前進！在老師交代我接下來要照顧的病人後，我穿上白袍、口袋裡插滿各種顏色的筆、肩上掛著很帥氣的聽診器、手上拿著爬滿密密麻麻要問的重點的筆記本、戴上口罩，一副整裝待發又自信滿滿的模樣，來到了 73 房；心想，都已經照顧過好幾個病人了，這個應該也沒問題吧？

帶著期待的心情，在簡單消毒雙手之後，踏入 73 房，一股淡淡的味道瞬間取代了我準備好的思緒，這味道，說難聞不難聞、說奇怪倒也不會，應該就是所謂的「老人味」吧！很快地我就不去理會這想法，來到 73-3 號床，一如往常拉開簾子……當下，突然所有準備好的思考流程全部都拋到九霄雲外，床上躺的是一位瘦骨如柴的、身上充滿著各式管路的老男子。

「你是新來的嗎？這禮拜換你照顧我了啊？」

我被突如其來的話瞬間點醒，「啊！不好意思，我是新來照顧你的實習醫生，這兩個禮拜如果有什麼問題或不舒服，都可以告訴我，謝謝！」帶著微顫抖的聲音，我連忙把最基本的問候說完。

「那沒有問題的話，我等一下再過來看你。」點頭之後，就頭也不回的拉上簾子走出 73 房，所有剛剛準備好要問的問題、要做的理學檢查，全部都只剩筆記本上那色彩豐富的文字，我只能怪自己不先仔細看完病歷就急忙想看病人。

簡易翻完病歷之後，我又再次來到病房前，把自己的思緒整理一下，再度拉開簾子：「王伯伯你好！我是剛剛來看你的陳醫師，伯伯今天還好嘛？」似乎又回復一如往常的節奏，我滿臉微笑的看著王伯伯。

「陳醫師今天第一天來嘛？新來的總是會嚇到沒關係啦，我習慣了！來吧，你不是應該要問我一些問題？問不好我可是會考試喔！」王伯伯爽朗地笑著，瞬間我彷彿能看到自己的臉脹紅得跟一顆蘋果一

樣，羞愧地很想找一個洞鑽進去！

「王伯伯你的家人呢？怎麼都沒看到誰來照顧你啊？」我好奇地先問完全不專業的問題。

王伯伯答道：「就是你啊！這兩個禮拜都要靠你了耶！我應該算很好的教材吧？」我默默地點點頭，臉上盡是羞愧與尷尬，可能王伯伯愛開玩笑吧？搞不好等一下他的家人就出現了。

簡易做完理學檢查之後，翻回病歷第一頁，瞥見王伯伯居然也住路竹，於是我問他：「王伯伯，你也住路竹啊？我老家在新生路那邊耶！就在下坑國小那邊。」

「甘有影？想跟我套交情啊！」王伯伯又笑得更大聲了。

「王伯伯你住的那邊有一間廟對吧？對面不是有一家很好吃的水煎包嘛？」我跟王伯伯就這樣一搭一唱，似乎也沒有所謂醫生與病人的距離，嚴格來說，是我越過心中那道曾築起的高牆！

「王伯伯不好意思，我接一下手機。」電話中傳來：「要上課了啦！老師在等你了，快回來！」聊到都忘記上課這件事，我急忙向王伯伯道別，拉上門簾，心中不再是第一次來時的恐懼害怕，反倒是各種開心與踏實，就跟交朋友的感覺一樣！

「你是負責我爸的醫生嗎？」突然一個陌生的聲音從後面傳來。一如往常來詢問王伯伯今天狀況的我，被這突如其來的聲音嚇到，回頭一看，是一個從沒看過，體型壯碩、滿臉鬍渣的男子。

「這我兒子啦！他平常看起來就有點兇，你不要放在心上。」王伯伯對我講。「怎麼每次都是實習醫生來照顧你啊？這醫院到底好不好啊？我爸現在到底是怎樣，主治醫生都不在喔？難道你們醫院叫我問一個實習醫生嗎？」

只見王伯伯兒子的臉上已經爬滿各種不悅，已經招架不太住的我，趕緊湊出幾句話：「我是負責照顧王伯伯的實習醫生，有問題可

以先問我，如果有其他更進一步的問題，我會再幫您詢問郭醫師。」

「直接找郭醫生跟我談吧！你一個小實習醫生能跟我說什麼？我還有很多工作要做，沒時間跟你們在這邊磨！」只見王伯伯兒子臉上開始出現雷電交加般的神情。

我趕緊叫學長過來幫忙。「不好意思！郭醫生等等就會過來查房，請您再等一下！」學長急忙幫我緩頰。

「你不要這樣子！人家醫生很忙，陳醫生雖然只是實習醫生，但他對我也很好啊！」王伯伯似乎也不斷企圖化解這尷尬的氣氛。我跟學長也沒多說什麼就匆匆離開，只留下這微妙氛圍。

「王伯伯兒子超難溝通的，每次來感覺就是把王伯伯丟給我們，討論什麼都不太參與，上次說要照胃鏡也一直沒來簽名、說要先給一些自費比較好的胃藥也不要，但卻要我們把王伯伯的狀況弄好，這種家屬我也是第一次遇到，不要太放在心上啊！學弟。」聽完學長這樣說，心中的大石也放下不少，還以為是自己做錯什麼，就這樣終於等到老師來查房。

「王先生，你爸今天的血色素數據還是沒有往上升耶！不考慮做個胃鏡檢查一下嘛？還是要先吃個自費好一點的胃藥？一顆大概三十元左右，雖然只吃胃藥可能沒辦法對症下藥，但你爸應該身體會舒服一點。」我躲在後方看老師跟王伯伯兒子不斷地溝通。

「胃鏡前幾個月不是照過了嘛？胃藥先不用啦！我看也沒這必要。」雖然我只是在後面看著這場攻防戰，心中卻是有點小憤怒與不捨。王伯伯在過程中幾乎都不吭聲，似乎也習慣了這樣的場面，只是默默地把頭瞥向陽光微熙的窗邊。

「王先生你還是考慮一下，不然血色素低我們也不敢確定是不是有胃出血的可能，建議還是做一下胃鏡啦！上次做已經四個多月前了，老人家狀況比較不穩定，你還是考慮看看，那就先這樣。」很少

看到老師查房這麼迅速，可能也是勸說得累吧我想。

　　下午學長交代要去幫王伯伯換藥，看看病歷上的記載，有七個大大小小的壓瘡，實在很難和那爽朗的笑聲聯想在一起。全副武裝的我，收起平常跟王伯伯的談笑，像第一次見面般，戰戰兢兢地幫王伯伯換藥：「王伯伯我來幫你換藥喔！」

　　「你來啦！第一次換不要嚇到喔！」王伯伯熟悉地躺向窗邊背對我。我反覆回想剛剛學長交代換藥的步驟，仔細幫王伯伯換藥，王伯伯身上壓瘡大大小小，嚴重不一，但明顯就是臥床很久的病人，我默默邊換藥邊觀察壓瘡復原的情形。「你不要怪我兒子啦！他平常就很忙，比較少來，個性也急，常常會得罪到你們真不好意思，唉！其實我看這樣拖也是很煩，連累到晚輩，也讓你們麻煩……」被突如其來的幾句話嚇到，手上的工作頓時停了下來，看著王伯伯的背影，有種說不出的落寞……。

　　「王伯伯不會啦！你讓我們實習醫生學到很多耶！我才要感謝你。」

　　「唉！能在走前多讓幾個醫生變厲害，這樣應該也值得吧……」聽著我也不知道該說什麼，就只能默默幫王伯伯換上白色的藥膏。

　　「陳醫生，這邊膠布應該是要用成 Ω 圈起來貼喔，這樣傷口才會穩，我是聽你們學長這樣說啦！」似乎很久不見的笑聲又再次探頭。帶著不知該感謝還是羞愧的心情，我回答：「謝謝王伯伯！不好意思第一次換藥笨手笨腳的。」「沒關係啦！反正我大概也只剩下給你們練習的功用吧！我兒子也沒空理我了，你有空就常來看我吧！」換好藥之後，也不知是什麼心理因素作祟，連正眼都不敢再瞧一下王伯伯，就匆匆把換下的紗布和膠布包一包，跟王伯伯說聲謝謝，默默拉上簾子。

　　走出病房之後，沉重感不斷襲來，王伯伯住得如此久，雖然臉

上總是帶著笑容，感覺背後卻是藏著許多惆悵，我只是他兩個禮拜中短暫的過客，也許同樣的模式已經循環了不知道多久；也許王伯伯的兒子早就覺得爸爸是個累贅；也許王伯伯這樣笑只是為了掩藏內心的苦；也許王伯伯也期待有病好的一天；也許也許，有太多太多的問號，我忍不住回頭再看看 73-3 床，簾子內的王伯伯，像隻飛不出鳥籠的鴿子，苦苦待著……。

────────┤教師意見├────────

以第一人稱做的描述，故事線明確，人物描述也佳，表達了實習醫學生的人性關懷。

〈困住的 Ω 〉評讀

廖翌喬

　　昱豪分享的故事，描述自己與 primary care ——王伯伯的互動過程，從而探討住院病患社會家庭支持的議題。昱豪在故事裡是這麼形容這位病患的：「一位瘦骨如材的、身上充滿著各式管路的老男子。」給讀者建立了一個意象——我在此臆測王伯伯似乎是一位長期住院或反覆住院的病患，身上可能有許多並存的內科疾病，情況可能比較不穩定，需要許多醫療儀器支撐生命，是一位對實習醫師包容、友善的病患，但在親切笑容的背後似乎又透露了些許的寂寞。醫院裡寂寞的病患其實很多，他們有的選擇沉默不語，有的則對人和善而健談，但你就是能夠嗅到孤獨的氣味，王伯伯應該是屬於後者。故事中王伯伯與昱豪第一次見面時，不怯生的態度可略見端倪。

　　文中病患家屬——王伯伯的兒子的出場，是一位缺乏耐心、對醫護人員充滿不信任的角色，對白中充滿衝突性的語句。由此可看出故事作者的主觀批判——批判家庭支持與關懷的不足，將照護的責任推給醫護人員。故事中也真實呈現臨床情境中的緊繃感，並突顯了見習醫學生在醫院臨床工作上的困難——在一開始的時候，不容易得到病患或家屬的信任。比較可惜的是，文中並沒有針對王伯伯住院的原因做詳細的交代，是長期住院或反覆住院，是急性原因或者慢性病所致，有沒有好轉的可能性？此外，可以稍微提示一下病患家族樹的情況，王伯伯的伴侶是否仍健在？育有幾個子女？我認為這部分的背景交代十分重要，如果病人是因為慢性病而長期住院或反覆住院，那麼這樣一位病患對於一個家庭的經濟或照護人力而言，可能是一個沉重的負擔。

如果真如上述所言，人物的心理狀態可以由兩個方向推想，王伯伯在長期生病的情況下，本身的態度也許會比較悲觀，在面對家人冷漠的態度時，會自覺是家人的包袱，由王伯伯所言：「你不要怪我兒子啦！他平常就很忙，比較少來，個性也急，常常會得罪到你們真不好意思，唉！其實我看這樣拖也是很煩，連累到晚輩，也讓你們麻煩。」可一窺這樣的心態；而王伯伯兒子不耐的態度，在故事的敘述方式中不難看出作者近乎憤怒的批判，在傳統孝道的價值觀下，王伯伯兒子的行為的確可議，但我相信這樣的狀況在醫院並非個案，考慮臺灣高齡化與少子化的趨勢，這樣的社會現象可用俗諺稱之為：「久病床前無孝子。」而且會越來越常見，在批判與不捨王伯伯的處境之餘，或許可以換個角度去同理病患家屬的情緒表現是否與大環境有所關聯。

　　我一直認為，醫學倫理上的衝突點都是無解的，我無法評斷誰是誰非，當我自己真實經歷那些情境時，我沒有把握永遠表現正向的行為，讀完這篇故事後，因為自己也曾遭遇類似的事情，我對於醫護人員所遭遇的為難感到生氣，但更多的是深深的無力感。由衷地覺得〈困住的Ω〉這個標題下得十分傳神。「Ω」這個符號在故事中形似王伯伯包紮的膠布，但也像是一個迴圈或是一個套住的枷鎖，使人在其中原地踏步，文末更是如此形容王伯伯的處境：「簾子內的王伯伯，像隻飛不出鳥籠的鴿子，苦苦待著……。」淡淡的無奈感猶如深谷裡的迴音，嗚嗚咽咽地迴盪在心底。

7

青春——野性的吶喊

蕭仁豪

每天下午的復健，總是文森一天中最期待的時刻，也代表離出院又更進一步了。在即將出院的前幾天，文森照舊到復健室做復健，文森很開心，因為總算有人可以跟他聊聊天、說說話，也討論討論復原的狀況和復健計畫。

「來，手扶著兩邊的欄杆慢慢走，用好的右腳引導受傷的左腳喔～」蘇復健師說道。

「嗯，好。」文森小心翼翼地一步一步蹣跚前行。

「好，很好。來，繼續，就是像這樣慢慢地，慢慢地走噢。」蘇復健師耐心地引導這身材幾乎要比他大上兩倍的大男孩練習走路。

砰！——只見文森不靈活且羸弱的左腳突然使不上力，跌坐在塑膠地板上。

「有沒有怎麼樣？」蘇復健師緊張地向前關心詢問。

「沒有啦。」好強且愛賭氣的文森自個兒站起來，抓了抓頭，並揮了揮手表示自己可以站起來，不需要幫忙。

「身體有沒有哪裡不舒服，如果有，沒關係，我們今天就先到這邊，明天可以再繼續喔～」蘇復健師說。

「不用啦，沒有感覺哪裡不舒服，沒關係的。」文森堅強地說。其實，在事故後，文森的左腳因為腦部點狀出血，有一部分的血塊積在控制左腳的運動和感覺皮質；換句話說，就算真的左腳受傷了，他其實也感覺不太到。

「那我們就繼續，你要小心走喔，別太逞強，我們慢慢來，你慢慢走，多練習幾次就能走得很好了。」蘇復健師安慰道。這次的復健，就在這樣的小插曲中快速結束了。

文森很珍惜每一次復健的時光，只要每次都有進步，離出院的日子就更近了，而復健師的友善和細心也讓他覺得復健是件愉快的事。畢竟，跟其他在復健室裡復健的病人比起來，文森的煩惱算是很微不足道了，也因此，有時文森會珍惜這小小相對的幸福，也不再那麼悲傷了。很快的，一個月的「刑期」快過了，與其說出院，不如說是渴望自由，還有想念遠方的她。自幼家管嚴的文森，對於自由，有種莫名的嚮往，他的心靈是奔放的、形體是不羈的、思想是浪漫但實際的。

＊＊＊

回憶將時間倒轉回這個月住院的時空：文森在加護病房的第五天，就手動去除了身上所有管子線路，還有試著拿出已經植入頭頂的偵測腦壓的晶片，同時還流了沾滿床單和被單的血，也因此文森成了加護病房的「黑名單」，恨不得趕快把他送離加護病房。也是在那天下午，文森出了加護病房，那時，他的聲音因為插管而沙啞，說話總是輕聲細語；他的記憶因血塊尚未吸收而不認得任何人，甚至連媽媽都喊成了阿姨；他的飲食因沒有了嗅覺而突然不挑食，以前極挑食的他現在什麼都吃；他的聽覺因為腦傷而不再靈敏，需要用比平常更大的音量跟他說話才聽得見；他的視覺也因為腦傷而成了複視眼

（diplopia），一個東西可以有兩個以上的影子；他的學習也因此受影響，多年後仍大不如前。

在出加護病房後的幾天，醫師查房，例行性量量血壓、看看肢體活動性、測測認知功能等。

「文森的左腳現在的狀況是什麼？」文森媽媽著急地問。

「我看看。」黃醫師示意在一旁的住院醫師幫忙掀開被子。

「來，動動左腳大拇指。」黃醫師說道。文森使盡吃奶的力氣動了左腳大拇指，但卻只移動了一下，不認真看會看不出來的那種。

「再動動腳板看看。」黃醫師接著說。此時，文森即便使出了渾身解數，也無法移動他的腳踝。只見文森失落的表情掛在臉上，就像是黃昏接近夜色時，烏鴉飛過田間的那種感覺。

「好，沒關係，我們再觀察觀察。」黃醫師說道。

在一旁的住院醫師把被子蓋上，同時黃醫師退一步到後面跟文森媽媽討論。「我們會再安排一些檢查，看是腦幹的問題，還是大腦皮質的問題。」黃醫師道。

「那結果大概會是怎麼樣呢？」文森媽媽接著問。

「如果是大腦皮質的問題的話，問題就比較簡單；那如果是腦幹的問題……那就只能這樣了。」黃醫師緩緩答道。

話說文森的聽力不如從前也不大對，失去記憶到連自己媽媽也不認得——他竟然聽得懂黃醫師話中的意思，臉上馬上蒙上一層陰影，感覺好像被什麼晴天霹靂的消息儸住似地眼神呆滯。那幾天，文森茶不思、飯不想，整個腦袋就只裝著那麼一幅情景：瘸著一條腿一輩子，因而無法給家人應有的保護，不僅如此，更要遭受旁人異樣的眼光。想到這裡，便食不下嚥了。也沒想到，不過是一句從醫師口中說出再普通也不過的話，竟會給病人帶來如此大的衝擊。

不幸中的大幸，最後檢查結果確定是因為點狀出血的位置之一，

剛好卡在控制左腳的大腦皮質上。而那天在被推出斷層掃描室時，文森奇蹟似地突然清醒了。

「這裡是哪裡？我發生了什麼事了？哪時候開學？」文森心裡嘀咕著。

在還沒搞清楚狀況前，文森不敢輕舉妄動，取而代之的只是靜靜觀察一切。熟悉的斷層掃描室似曾相識，好像有另外那麼一段記憶深深地蝕刻於皺摺的深處，一段年代久遠的記憶，但依然熟悉。

「這裡是……醫院？」文森試著確認。

「嗯，阿森。」文森媽媽很淡定，帶有一絲絲喜出望外的情感。

「不是 9 月 14 日開學嗎？今天幾號了？」文森有點焦急地問。

「今天是 9 月 2 日。」文森媽媽拿出手機確定了一下日期後，緩緩地說。

「噢，不是開學前的禮拜六、禮拜天有迎新宿營嗎？」文森問。甫成為大學新鮮人的文森似乎還不曉得自己發生了什麼事。只見文森媽媽在旁漠然地看著手中的資料，似乎沒聽到文森沙啞的嗓音。

「媽，開學前有迎新宿營耶！」文森揮了揮手並敲打床緣，試著引起文森媽媽的注意。

「嗯？」文森媽媽緩緩抬起頭，但沒有意會過來文森說了什麼。

「媽，我剛剛說，開學前有迎新宿營，我要去。」文森用比剛剛大聲一點點的沙啞聲說。這聲音大概有二十一分貝吧，比人類最小可以聽到的十分貝再大聲一點。

「嗯……」文森媽媽陷入沉思。「好吧，阿森，讓我跟你娓娓道來到底發生了什麼事情，還有現在是什麼狀況。」過了半晌，文森媽媽說。

接下來的時間文森「大概」搞懂了他身處醫院、頭髮被剃了、頭上有一個疤，上面有結痂不要去摳它、左腳沒啥感覺也幾乎不能

動、沒辦法自己洗澡、沒辦法自己上廁所，所以要包尿布、可能沒辦法去上學等。可是文森想出院，因為遠方的她，也因為不想在醫院裡浪費美好的青春。

┤教師意見├

以虛擬的第三人稱描述的第一人稱，對生病的世界與病人的內心有細緻的描繪。

〈青春──野性的吶喊〉評讀

賴興華

　　在我們的醫學教育中，一直都有強調對病患的同理心：用心去體會病患的感受，去感同身受病患的痛苦。然而，對於沒有得過病的醫師，豈能真正體會病人的痛苦？也許，在醫師的專業裡，有很多的量表與指數：疼痛指數、格拉斯哥昏迷指數（Glasgow Coma Scale，簡稱 GCS）、適應行為量表（Adaptive Behavior Scale，簡稱 ABS）。然而，就算是最痛、最痛，號稱是疼痛指數 11 的生產（疼痛指數滿分為 10），對於一個沒有生過小孩的男醫師，豈能真正體會那種痛苦？一個四肢健全，能自由呼吸、奔跑、微笑的醫師，豈能真正體會一個無法自理生活的中風或是腦病變病人？一個心靈健全的醫師，豈能體會憂鬱症患者被困住的思考方式？

　　我想，在醫學教育中如此強調同理心，應該是為了讓我們在行醫的過程中能處處為病患著想，能盡可能為病患做最好的處置，能盡一切努力讓病患有好的生活品質。當然還有一項很重要的：能給病人痊癒的信心或者接受衝擊的心理準備。然而，以我們對病患的體會程度，對於我們在解釋病情時，要做到以上的要求，可以說是一門很大的藝術。再加上現今媒體炒作、病患誤解等等造成的仇醫心態，以及惡劣的醫病關係，醫師有時會把病情講得比原來嚴重一些，避免達不到預期時，病患失望或者認為醫師未盡力，而興起了告醫師的念頭。在這樣的情況下，病患往往會因為無法樂觀面對自己的病況，而使得病情恢復得更差。

　　當然，要醫師們完全體會理解病人的感受是不實際的。而以現今的環境下，醫師們保護自己的措施也是必要的。要改變現今的醫病

關係或者醫事法，除了祈禱立委們會為了選票而修改法案之外，應該也別無他法。因此在現在的醫療體系中，如何在為病人做最好的處置，給病人自信，以及自我保護中取得平衡也是一門大藝術。

在〈青春〉一文中，我看到了一位渴望自由的病人，一位耐心盡力的復健師，與一位想在各種方面取得平衡的醫師。在這個故事中我還看到了一個問題，那就是身為一個病人，遵循醫囑難道不是對醫護人員的專業的基本尊重嗎？因此在加護病房的病人，豈能照自己的喜惡而隨意拔除身上任何醫療用具？也許，病人認為以自己的健康狀況不需要這些醫療維生用具。然而在醫院中，評估病人的健康狀況不只是醫師的專業，更是一項很大的責任。尤其是評估之後，更要對自己的處置負全責，而當一位病人，不顧醫師的評估與醫囑，而輕意移除身上用以維生與監控的器具時，不但表現出了對醫護人員的不尊重，更表現出了不信任。我想醫病關係，並不只是醫護人員的責任，而是一個互相尊重的關係。醫師要尊重病人的權益，要有同理心，而病人也應該要尊重醫護人員的專業。

當然，對於未來要當醫療人員的我們，只能要求自己尊重病人與和病人溝通的能力，而無法單方面要求病人配合，因此我想對於「醫學」這門藝術，應該也包含了與病人的種種互動能力吧。

8

再次碰面的張女士

邱暐麟

見習的日子一如往常，在醫院各部門間如蜻蜓點水般移動，每一至兩個星期過後就會換到另一個完全不同的科別，一切都得重新適應。

「……是王醫師叫我過來的，他說我這個瘤做電療效果不錯……」跟老師的門診時，偶爾會聽到病人或家屬這樣子向老師解釋求診的原因。和一般大眾熟悉的婦產科、小兒科不同，這裡是放射線腫瘤科，專門接其他科轉過來做放射線治療的癌症病人。

在放腫跟診的日子，就是看著這些曾經做過治療的病人回來這邊做後續的追蹤，有的復原良好，老師告訴他下次可以不用回來了，目送病人一臉輕鬆地離開，好像出獄的犯人重獲新生一樣；有的則像是等著被宣判，因為如果狀況很糟，就算做放療效果可能也不好，病人等於是又少了一個機會。

「兩位 clerk 醫師，有新病人！」護理師告訴坐在老師身後的我們，要我們趕快請病人到旁邊的衛教室做基本的問診。這是我們小小clerk 在這裡的小功課：向第一次來求診的病人詢問基本的病史資料，然後練習把那些用臺語口述的故事轉化成英文字句，然後寫成符合醫

059

院評鑑規範的病歷格式。每個病人的話就像經過了壓縮的程序，之後又再被轉檔，最後化成 abcd 等編碼記錄在一本本厚厚、參差不齊的病歷本裡面。

接過護理師給我的病歷本，瞥了一眼病人的姓名，咦？這不是我上一科在婦產科遇過的張女士嗎？她怎麼會來這兒呢？

＊＊＊

婦產科的手術室中，病人的心臟被轉化成嗶——嗶——的聲音緩慢地繼續跳動著，老師看著腹腔鏡的螢幕，藉著病人肚子上的小洞進行微創手術。在這個地方，我們能幫上忙的地方不多，主要還是藉著老師的連貫動作，稍微複習一下課本上一張張停格的手術圖，試著讓它們動起來，在腦中串連成一場順利的手術。

手術後，跟著老師到病房看看病人的狀況。

「張女士，你好，現在感覺還好嗎？有沒有哪裡不舒服？」

「嗯……醫師，你好。」張女士一臉疲倦，「目前還好，沒什麼特別不舒服的地方。」

「醫師，我太太這樣要多久才能出院啊？」張先生問道。

「如果狀況穩定、傷口也復原得不錯的話，這個週末應該就可以出院了。」老師回答。

老師和張女士閒聊了一陣子。離開診間後，老師告訴我們：「這是老病人啦，幾個月前接受癌症篩檢發現有點問題，所以來這邊動手術，看來手術應該滿成功的。」

過了幾天就是週末，星期一一早到醫院，例行性上電腦查詢住院名單，張女士出院了。醫院病床有限，很快又有一位新病人補上那個床位。

***

「請問是張女士嗎？我是黃醫師的實習醫師，因為你第一次來門診，所以由我們先幫你問診，待會兒醫師會再幫你們看診。」診間外的等候椅上坐了一排人，但我不會認錯。張女士和張先生坐在一起，和上一次相比，張女士看起來比上一次看到的時候精神好了許多，不要說睡眼惺忪、一臉疲倦，今天看起來反而是有點緊張。

「請問這次因為什麼原因過來呢？」我問，我真的滿好奇的，「你們怎麼會來這裡啊？」我心裡想。

「因為上上個星期動手術，上個星期回診的時候，醫師告訴我，我的病理報告已經出來了，說報告顯示有問題，要來做電療。」

「請問是動什麼手術呢？這次為什麼要動這個手術呢？手術後如何呢？傷口有什麼異常的嗎？回去後有什麼不舒服的嗎？」我循著張女士的回答問道，「另外，想詢問一些你之前的病史，請問一下以前有生過什麼病或是動過什麼手術嗎？還有……」

張女士一一回答我的問題。其實當時在婦產科的時候剛好病人不多，張女士的病歷我看得滿熟的，大部分的資訊都已經知道了，不過還是照著一般問診的順序一個個問過去。

「有抽菸、喝酒、嚼檳榔、高血壓或是糖尿病嗎？」我熟練地一口氣說完。

不等張女士回答，張先生焦急地搶答：「沒有！都沒有！她身體一直都很健康。」「這些我都不碰的，高血壓和糖尿病也沒有，家裡也沒有人有。」張女士連忙補充。

「嗯……那我想問的差不多了。」我說，另一位辛苦的同學也默默把張女士和張先生的話「壓縮」完成，等一下再「轉檔」成病歷格式交給跟診的學長批改，我們的工作就 ok 了。

輪到張女士看診了，老師向張女士解釋因為手術後，婦產科的醫師把檢體送病理科檢驗後發現有問題，所以要做放射線治療。

「醫師，什麼是放射線治療，會不會掉頭髮啊？」張女士和張先生問。

「放射線治療就是用放射線局部打在有腫瘤組織的區域，然後殺死癌細胞，是局部的治療，除非是照射頭部，不然不會掉頭髮。另外……」老師每回都會向初診病患介紹一次放射線治療。

「可是為什麼我已經動過手術了，還要來做照放射線啊？」張女士接著問。

「因為怕還有一些腫瘤細胞留在淋巴結，所以要用放射線把腫瘤細胞殺死。」老師回答。

「所以如果手術的時候，醫師有把這些淋巴結都拿掉的話，是不是就不用來照放射線了？」張女士和先生很委婉地問，但口氣明顯帶了不悅。

突然間，我感覺到診間的時間似乎停了一秒鐘，老師看起來似乎愣了一下，好像在想怎麼回答張女士這個問題。顯然，得到癌症要來做放射線治療這件事，讓張女士和張先生帶來了不小的壓力，就在這個時刻，壓力小小釋放了一下。回想剛才問診的時候，他們臉上隱隱帶著懷疑、難以置信的表情，和一點點過度激動的反應，想必他們現在應該有非常多的疑問，嗯……甚至是不滿。

我想對張女士來說，她一定覺得既然自己已經挨了一刀、傷口痛了那麼久、又休息調養了那麼多天，付出了這麼多時間、金錢和精神，不是應該可以高枕無憂了嗎？怎麼還要面對這種事？！那之前的辛苦不就白費了嗎？

「嗯……其實以你的狀況來看，就算是開刀的時候有清乾淨，按照治療的準則，也是要做放射線治療的。」老師謹慎地回答，「而且

你的癌症類型，和一般人不太一樣，這種類型很容易跑到淋巴再轉移，所以是建議要做放射線治療的。」

張女士沉默了一下。

「那我介紹一下我們分別有三臺治療的機器，它們都不一樣，特色分別是……」老師看張女士和張先生好像心情穩定了，趕快繼續講解療程，「……你們可以下次來的時候再做決定使用哪一臺機器，下次再決定就可以了。」

這時候張先生問道：「黃醫師，我有一個問題想請教您，不知道您的看法如何？想聽聽您的看法。我們的兒女都住在北部，聽到媽媽有這個病，想接媽媽到北部的○○醫院做治療，因為○○醫院滿有名的，兒子女兒都建議我們上北部去，你覺得我們留在這邊好，還是上北部好呢？」

老師想了一下，回答道：「○○醫院確實很好，不過我們也很不錯，尤其在婦女癌症的治療上成果非常好。你可以再考慮看看。」

張女士和先生想了一會，說：「謝謝醫生，我們會再考慮看看。」

兩位離開診間後，我突然間覺得：在這偌大的醫院，像我們這樣在各科之間晃來晃去、到處看看，好像也挺不錯的。

━━━━━━━━━━━━┫ **教師意見** ┣━━━━━━━━━━━━

故事線清晰，有臨場感，因而可以突顯醫療問題。

〈再次碰面的張女士〉評讀

林冠樺

　　從邱同學的文章之中，可以看到臺灣社會的醫病關係，已經從昔日的醫師權威轉變成病人對醫師的猜疑、不信賴。就診行為轉變成 window shopping，患者不願意和醫師建立長久的醫病關係，寧願聽信坊間傳言到處看病，捨近求遠，終難持續。再來是病患對醫療策略自主性過強，不願聽從專業意見，以自我喜好來決定治療，更是造成醫病衝突的導火線。如下：

> 輪到張女士看診了，老師向張女士解釋因為手術後，婦產科的醫師把檢體送病理科檢驗後發現有問題，所以要做放射線治療。

> 「醫師，什麼是放射線治療，會不會掉頭髮啊？」張女士和張先生問。

> 「放射線治療就是用放射線局部打在有腫瘤組織的區域，然後殺死癌細胞，是局部的治療，除非是照射頭部，不然不會掉頭髮。另外……」老師每回都會向初診病患介紹一次放射線治療。

> 「可是為什麼我已經動過手術了，還要來做照放射線啊？」張女士接著問。

「因為怕還有一些腫瘤細胞留在淋巴結，所以要用放射線把腫瘤細胞殺死。」老師回答。

「所以如果手術的時候，醫師有把這些淋巴結都拿掉的話，是不是就不用來照放射線了？」張女士和先生很委婉地問，但口氣明顯帶了不悅。

其實我相信當初在開刀之前，婦產科醫師一定有告知張女士完整的治療計畫，不太可能只有跟她說只要開刀拿掉腫瘤就沒事情了。病人在得知自己還需要做放療後，最直接的反應是懷疑幫她開刀的醫師沒有把腫瘤拿乾淨。除了反映出普羅大眾對醫師的醫療專業已不再全盤信賴之外，還抱著猜疑的心態。

這時候張先生問道：「黃醫師，我有一個問題想請教您，不知道您的看法如何？想聽聽您的看法。我們的兒女都住在北部，聽到媽媽有這個病，想接媽媽到北部的○○醫院做治療，因為○○醫院滿有名的，兒子女兒都建議我們上北部去，你覺得我們留在這邊好，還是上北部好呢？」

老師想了一下，回答道：「○○醫院確實很好，不過我們也很不錯，尤其在婦女癌症的治療上成果非常好。你可以再考慮看看。」

張女士和先生想了一會，說：「謝謝醫生，我們會再考慮看看的。」

這位張先生更直接在醫師面前提到尋求 second opinion，讓我想到我在跟診時也遇到類似的事情。當時主治醫師和病人解釋病情，告訴他可能的診斷以及治療的方式。病人不置可否，反而開始問起○○醫院的○○○醫師如何如何，醫術好不好之類的問題。主治醫師的 EQ 也滿高的，跟病人說：「那個○○○醫師很不錯啊，醫術很高明，去看他也沒關係。」還主動跟病人說要幫他退掛號費。於是病人滿心歡喜地離開了。病人離開之後，主治醫師語重心長地跟我說，像這種把自己當成醫生的病人，即使幫他開藥了，他也不會乖乖配合吃藥。又會跟醫師抱怨他的上一個醫師很差勁，難保自己不會成為他口中的上一個醫師，還是不要跟他建立醫病關係來的一勞永逸。病患對醫師猜疑，醫師也不能放開手腳專心醫治病患。所以，在這樣扭曲的醫病關係中，病患以為自己是得利者，其實賠上的是自己的健康。

　　邱暐麟同學這篇文章寫得很好，很寫實地反映當今的醫療情況，我相信有可能不會再見到這位張女士回診，但千千萬萬的張女士正穿梭於各大醫院之間，繼續尋求能滿足他們心靈的醫療。

II 倫理脈絡呈現

9

＋／－、＋／－、＋／－

蔡育瑾

「阿伯，吞一下口水」一邊說著，一邊緩緩地把鼻胃管往前送，確定置入胃中之後，也恰好是上午七點半，參加完晨會，新的一天又要開始。

十一月南臺灣的陽光已經不再那麼讓人聞之色變，反而像個小巧的暖爐，讓人想一直把他和在懷裡，在這棟冰冷的白色建築中、從白袍內裡，帶給需要的人一絲絲溫暖。

進入醫院實習已經五個多月了，面對家屬的質疑、值班時突發的症狀，以及種種臨床處理程序已經知之甚稔，雖然偶爾還是會被問到答不出來，不過在一連串不同科別的訓練下來，慢慢已經可以稍微獨當一面了。

快步跟在主治醫師後頭，回報每一床的病情，不管是病入膏肓或是身體微恙的，都可以不帶感情地把數據記在心裡，當視病猶親的同時，有誰可以擔得住這般情緒的折磨，而又冷靜地給予專業協助呢？拿著一杯咖啡，又在這個忙碌的空檔看著下頭的車水馬龍，想著一些可能這輩子也找不出解答的問題。

「鍾醫師，17C 53-3 新入一床喔！」護理師的吆喝把昨夜值班的

混亂思緒拉回現實。

一股腦把剩下的咖啡喝完，拍拍臉頰。

「劉先生，六十六歲男性，肺結核已治療四週，去年因為吞嚥困難而就醫，確診為食道癌 Stage IIIC 的患者，目前沒有接受任何治療……」看到這裡不禁皺起了眉頭，心想從去年到現在不知道癌細胞蔓延成什麼德性。

「這次因為呼吸急促來到急診，左上肺似乎有浸潤，經濟狀況不佳，與妻子兩人同住……」

「八成又是肺炎吧。」我心想。拿著病歷本到病房，初次見到劉伯伯，有種被震懾到的感覺：身高一百六十六公分，體重卻只有三十四公斤，「Cachexia（惡病質）……」在心裡喃喃自語著，這是一種因癌症惡化導致持續消耗養分，造成厭食、衰弱、體重減輕、瘦弱憔悴、蒼白、貧血及嗜睡等症狀。

「我有四個兒子，已經二十幾年沒有聯絡了。」劉伯伯面無表情地說著，為了保險起見，我緊接著問：「所以緊急情況下，你太太可以當你的醫療代理人嗎？」

在徵詢劉伯伯的同意之後，看起來比劉伯伯小了十來歲的妻子點點頭說：「嗯，我想我可以。」聽起來是大陸口音，在心裡暗暗尋思劉伯伯年輕時可能也荒唐過，拋家棄子之後，到老討了一門媳婦來照顧自己的下半輩子；把該做的身體檢查以及症狀了解清楚之後，準備轉身離開。

「依照這個狀況或許要考慮安寧療護了。」正當我思索至此，劉伯伯突然發出聲音叫住了我。

「醫生……」非常衰弱的一個氣音，「拜託你，我想活下去。」

「我想活下去。」

這句話直到我坐在護理站打完 admission note（住院病摘）還是

迴盪在我腦海，因為我有些無法理解，在這樣的病體、家庭環境下，活下去的意義是什麼？

和主治醫師討論之後，為了保險起見，開了醫令要收取三套痰來做鏡檢以及培養，評估現在體內結核菌的狀況，畢竟以他現在罹癌的狀況，原先用藥兩週就可以壓制下來的結核菌，恐怕又要開始做怪，加上食道癌的緣故，要是放任腫瘤長到把整個食道塞住，可能就要從胃開一個洞，把只能口服的結核菌用藥放入，但以現在身體狀況是絕對不可能撐得過癌症化學療法，以及放射療法的副作用。

翻來覆去一晚都沒睡好。隔天和劉伯伯的太太討論病情，告知假如結核菌的鏡檢呈陽性時，便必須將之轉到負壓隔離病房，但因為我們是小型的區域醫院，因此必須轉診到鄰近的醫學中心。

劉伯伯在旁一聽到這些事，立刻用盡力氣地弓起身子不停揮手、搖頭，情緒激動地反覆說著：「我不要去那家醫院、我不要去，我寧願死在這裡、死在路邊也不想去那家醫院」，太太見狀連忙安撫他之後帶著我到病房走廊上。

「醫生啊，真不好意思，我們都知道那家醫學中心的資源比較好，上一次在那裡檢查出食道癌住院時，醫護人員也都對我們很好，只是……」，「只是怎麼樣？」我忙不迭地發問。

「他的父母都在那家醫院過世的，他對於那家醫院有很嚴重的心結。」回到病房，劉伯伯的情緒已經緩緩平靜下來，眼角還留著幾滴眼淚，握著他的手並安撫他之後，回到護理站先把原先劉伯伯所住兩人房的另一床轉至其他病房，同時交代護理師們在照顧劉伯伯時要特別注意感染的的可能性，但這裡的每間病房並沒有獨立的空調系統，我明白一切也並非長久之計。而劉伯伯因為身體很衰弱的緣故，夜裡常常會喊冷，為他借來了一個烤燈，卻因為整個樓層只有一個烤燈而無法持續使用，隔天早上總是抱怨夜裡很冷，只好拜託護理師替他多

拿來幾件棉被。顯然用點滴 SMOF lipid（斯莫脂肪靜脈輸注液）替他補充熱量相當不足，而由於無法進食的緣故，一天天過去，劉伯伯的身體還是沒有起色。

「當初年輕的時候太自以為是，把家裡的田產都拍賣了拿去賭博，結果弄到一無所有，只好用餘下的一小塊土地種些東西養活自己。」這天在查房後劉伯伯一個人喃喃自語地說著，「搞得家破人亡，兒子現在都不知道去哪了……只好每天喝酒，弄到自己身體成這副德性……」

這天上午，結核菌的鏡檢報告終於出來了，三套痰的檢驗結果為「＋／－、＋／－、＋／－」，換言之，三套痰都仍舊可以看到少量的結核菌。

照會感染科的醫師之後表示：「三套痰都位在邊緣值，雖然傳染的可能性很低，但它的確存在風險。」

「醫生我真的不要去那家醫院，我真的寧願死在這裡。」劉伯伯一聽完鏡檢的結果，又是激動地表達不想轉院的想法。

「我不能一直一個人住在這間病房隔離就可以了嗎？」

「但是因為這裡的設備沒有獨立空調，這樣的隔離恐怕成效不彰。」我耐著性子試圖解釋，「而且那裡的醫療設備真的都要比這裡好。」

但劉太太又再度領我到外頭，「其實他之前在那兒住院時就想尋死，我真的很怕他又去了那家醫院之後想不開……」說到這便哽咽地說不下去。

帶上病房的門之後，用門口的酒精消毒雙手，看著長廊上熙來攘往的病患，我多麼希望，那三個邊緣值可以明確到讓我可以做出決定，我們要守護的東西太多了，病人的求生意志、身體狀況，以及這個醫院裡所有病人與同仁的安全，不想要捨棄任何一項，但是有些時

候卻又不得不放下。

　　「我想活下去。」我還記得劉伯伯的話，於是打開病歷系統，看著轉院要打的 transfer note（交接記錄），思緒持續混亂，眼前一模糊，於是什麼也打不下去了。

┤**教師意見**├

「我想活下去」觸動年輕醫師善感的心，事件的真實和「合理」想像的差距，反映了人心的深度。

〈＋／－、＋／－、＋／－〉評讀

邱俊霈

　　「我們要守護的東西太多了，病人的求生意志、身體狀況，以及這個醫院裡所有病人與同仁的安全，不想要捨棄任何一項，但是有些時候卻又不得不放下。」如同案例中所提，這正是許多時候醫師所遭遇到，在做醫療決策時的困境。身為醫師都明白，在醫療處置中，要為病患的最大利益考量。然而，許多時候，病人本身的意願，與其最大利益往往發生衝突。過去在學校醫學生所受的教育，除了為病患的利益考量外，也要尊重病患的意願。然而若病患的意願與法律規範相牴觸，甚至威脅到他人的健康時，則又另當別論。

　　文案中的劉姓患者，如文中所提，負壓隔離病房將會是患者本身的最佳選擇，此舉符合患者的最佳利益，也能有效保障醫院內工作人員和其他病患的健康，免於感染風險。然而，基於心理因素，這樣的處置違背患者本身的意願，造成醫事人員在執業上的困境。我們相信除了請求精神科照會之外，也可藉由病患的家屬和醫師之間達成的默契，耐心地向患者解說轉院的必要性。醫事人員多付出一些耐心，可以讓倫理上的衝突獲得較好的解決。但是，在現今的醫療環境上，廉價的醫療，造就今日醫病關係緊張的困境。醫事人員的負擔責任加重，工作時間延長，沒有足夠的休息和良好的健康狀況，也無法為患者提供適當的醫療處置。

　　身處於這樣醫療困境的醫學生，我們希望能夠透過更多的學習討論，還有實際案例的研究，以提升醫病關係，也期待從師長身上學習處理的經驗。我們在門診實習的同時，也目睹真實的倫理困境不斷在醫療現場上演。過去的醫學教育，要求我們要具備同理心及耐心去

關懷患者。但我們從未被教導，如何迴避或是處理，每天都在各級醫院發生的醫療暴力行為。惡化的執業環境，讓原來本是充滿愛與關懷的醫療業，轉變成高風險的職業。

如果沒有政府向民眾的宣導，民眾很難明白，照顧病人這件事，是需要整個醫療團隊付出多大的心思和成本。過去在醫療昂貴的時代，倫理議題甚少被提及，醫療暴力更是極為罕見。過去，醫德與病德是絕大多數醫者和患者視為理所當然的表現，然而隨著國家走進健保時代，醫療變廉價了，醫療環境惡化了，醫病關係惡化了，取而代之的是，因濫用健保的藥物濫用，還有為求取更多健保給付的詐騙行為，許許多多的亂象，出現在我們這一代的醫療環境裡。做為新一代的醫者，除了培養醫學傳統教育中強調的同理心和耐心，更要熟習醫療法規，往往倫理衝突和法律衝突是一體的兩面。如聞案中所提，醫者若未及時將病患轉院，以提供其足夠的醫療照護，或導致疾其疾病擴及他人，恐怕涉及觸法行為。我們希望藉由倫理議題的討論，也將法律因素納入考量，可以提供新一代的醫學生更多、更靈活的啟發與思維，以化解日後所遇的衝突。

10
都靠醫生了

劉瑋秦

　　詐病，是一種人為的，故意製造的一種不真實或刻意加重的身體或心理的症狀。詐病的產生乃源自於外在事物的動機（如：逃避兵役、逃避法律制裁、獲取金錢的補償，或得到某些藥物）。雖然詐病未被歸類於精神疾病，但其可視為某一種臨床關注的焦點。

完全的做假
　　——如偽稱自己有背痛。

模仿行為
　　——如對未有痛覺的觸診會露出微笑。

過度誇大症狀
　　——如對於偶爾的頭痛宣稱是連續性的偏頭痛。

實際的病情比病人所宣稱的更為嚴重
　　——如病人真正罹患糖尿病，卻故意不服用胰島素。

自我誘發的症狀

——如故意服用甲狀腺素，模仿甲狀腺抗進。

***

這天，我們跟往常一樣，亦步亦趨地跟著老師的腳步查房，走到某間病房外時，老師突然停下腳步，轉過頭來面對我們說：「這件事你們要注意一下」，此時內心「突」地跳了一聲，心想：「發生了什麼事嗎？這麼鄭重的語氣？」畢竟，初來乍到這一科，總是帶著些怯懦與害怕，任何語重心長的提醒都讓人心頭一驚。

「這個病人是 COPD with AE（慢性阻塞性肺疾病合併急性惡化）進來的，今年已經在我們這裡住院好幾次了。」老師這麼說著。

「我有問他要不要訂餐，他說媽媽會送，不想多花錢。」還是PGY（畢業後一般醫學訓練）的學長在旁邊不疾不徐地說，面露一點點無奈跟苦笑。我與同學兩人面面相覷，一頭霧水，這不是很常見的病情跟狀況嗎？

「他問我可不可以在這裡住二十多天，因為他有保險。」這時，心中「燈」地一聲亮了起來，為了保險啊，原來是這麼回事，我好像懂了⋯⋯。

「之前他在我們這邊住院的時候也是一樣，總是平常好好的，一看到我們就好像很虛弱的樣子，趁大家不注意的時候又偷跑出去抽菸。」老師這麼說著，眉頭皺了起來，好像有點苦惱的樣子。的確，照顧病人是我們的責任，但面對這樣的情況時，除了盡責，還得想怎麼應付這樣的病人，的確困擾。

往人性險惡的一面想，住在這裡的健保病房，不用支付住院費用，並且有保險會支付他們的開銷，說不定還有額外的給付，有人送餐，有得住，且有錢拿，難怪讓人捨不得離開。

「這個病人就給你當 primary care 吧！」他又這麼對我說。聽到這句話，心裡的怯懦又悄悄爬了出來。從來沒遇過這樣的病人，以前遇過的，狀況都很單純，除了面對他的疾病之外，要怎麼面對這樣的心理狀態呢？只好走一步算一步吧！

隔天，單獨一人站在病房外，深深吸了一口氣，然後踏入。「林大明先生（化名）！」我先這麼喊著，引起坐在床邊一位矮矮胖胖、行動看起來相當遲緩的中年男子注意。

「醫生你好。」這位男子相當親切且必恭必敬地迎接穿著白袍，手上拿著記錄板的我來到。雖然體態豐腴，但他的神色模樣看起來相當虛弱，並且有一大一小的眼睛，「這是糖尿病的 neuropathy（神經病變）。」記得老師有這麼提過。

他穿著寫有工作單位的 POLO 衫，穿著舊舊的拖鞋，房間散發一股怪異難聞的氣味，有點像尿騷味，但又混雜其他陌生的味道。

他非常配合地對我的病史詢問一問一答，但話說著說著便開始喘了起來，相當吃力的樣子。「這應該是真的，他的 COPD（慢性阻塞性肺疾病）好像一直都沒控制好的樣子。」我心想。

「接下來幫你檢查一下。」到身體的理學檢查上場。他非常配合地讓我翻動眼睛、觸摸脖子與在胸部跟肚子上敲敲打打，但當我掛上聽診器的時候，他便非常認真地開始呼吸。從沒有一位病人在聽診的時候會這麼認真呼吸的。

「他連 wheezing（呼吸喘鳴聲）都裝得出來。」老師說過的話在耳邊響起。的確，wheezing 非常大聲，連心跳都快聽不到了，但聽起來相當自然，病況不嚴重的人應該不至於此吧，我想。

按壓腹部的時候，起初還神色如常，但當我問起「會不會痛？」的時候，他好像突然想起來了什麼，開始面露痛苦的表情，按壓的腹部四個象限都會痛，連測 murphy's sign（墨菲氏病徵）的時候也會

痛，有點奇怪。

「請你打開嘴巴我看一下。」我說，他露出了殘缺不全的牙齒，與滿嘴紅色汁液，牙齦邊卡了一顆檳榔渣。剛剛跟我保證的「菸、酒跟檳榔都戒半年了」雲時煙消雲散。原來房間裡的那股怪味可能是檳榔味，我想著，但不大確定。

「因為我有糖尿病口很渴，所以才吃檳榔止渴一下。」他急急忙忙地解釋著，好像深怕被譴責一樣。我只能笑笑著不說話作為回應。

「謝謝你的配合，明天再來看你。」退出病房，心裡感覺辣辣的，這樣剛說的話馬上就被戳破的病人，真不知該怎麼面對，哪些話該相信？又有哪些話不能相信呢？

隔天查房時他問：「請問醫生，我可以在這裡住多久呀？」跟別的病人不同，畢竟醫院沒有家裡舒適寧靜，許多人只住了三五天就想要回家了，但他的語氣似乎透漏著「我不想出院」的期盼。「等你狀況好了就會出院了。」老師淡淡地回答道。「保險說我可以住三個月。」他提起這件事。

「RI pump（速效型胰島素輸注幫浦）給他上上去，讓他吊著點滴行動不能很自由，覺得住院是件很麻煩的事。」出了病房，老師便這麼說。沒錯，在這邊學到了一課，這也許是一個可以治療他的疾病，又同時可以解決其他問題的方法。「還有，這個可以給你當作醫學倫理道德探討的議題。」匆匆趕往別處時，他回頭給了我這一句。我站在原地，想著，是呀，雖然有些苦惱，但也不失為很特別的經驗呢。

以旁觀者的角度來看，許多人都不贊成醫療資源被這樣使用。但我不禁又想，是什麼樣的人，才五十歲就身體虛弱到無法工作了呢？並且還得靠這樣的方法來養活自己，如果是自己的家人，這樣的健康狀況，這樣的經濟能力，我會贊成他這樣的行為嗎？

　　看他的穿著打扮，也許無法工作的他真的經濟不寬裕，並且還要靠家人接濟，來住院便成了一件可以得到許多好處的事，若是出院了，日子將會更難過，那我們什麼時候該讓他出院呢？

　　隔天去看他，依舊是一臉病容且虛弱無力的樣子「都靠醫生了，謝謝你，謝謝喔！」他滿臉堆著笑容，一邊作揖一邊目送我離開。心裡沉沉的，辣辣的。

| 教師意見 |

故事突顯醫療環境內的社會現實小角落，讓人能體驗與思考不同就醫行為背後的社會脈絡。

〈都靠醫生了〉評讀

余雅萍

　　詐病，詐 COPD with AE 的病，連主治醫師也看出他詐病，為何沒人能趕他出院呢？一切都是因為 COPD with AE 沒有完全客觀的診斷標準吧？！還有醫院不敢得罪病人的緣故吧！

　　因為一切都是症狀診斷：兩年內各有三個月的慢性咳嗽，慢性支氣管炎，慢性阻塞型氣喘，肺氣腫便可診斷為 COPD，主要症狀：（1）咳嗽的頻率與嚴重度增加，（2）痰液量增加或性質改變，（3）呼吸困難增加。次要症狀包括：與舊片相比相同的 CXR（胸部 X 光），肺功能下降，呼吸速度加快。所以只要病人主訴他有這些症狀，就不能排除他有 COPD 的疾病，外加臺灣健保包山包海，保費低，自付額也低，對病人又來者不拒，連病床位置都有人要關說，因此造就了健保奇蹟，就是靠住院來騙保險給付的病人應該從沒斷過。

　　那是否可以由診斷 COPD 的客觀標準來「請」病人出院呢？病史，生理檢查是主觀，但是 CXR，lab data（實驗數據）與痰液檢查總是客觀的吧？若是發炎指數不高，動脈 SaO_2（血氧飽和度）很高，靜脈 CO_2（二氧化碳）不高，卻要說自己是 COPD 也說不太過去，而 COPD 能否住院也有他的評估標準在，只要病人不符合標準，就應該請他離院。

　　但是，這一切的前提都必須是病人是詐病，那萬一病人他不是詐病呢？

　　文章中曾提到病人有 wheezing，若是在氣管用聽診器聽到 wheezing 的話，氣管是不隨意肌，要偽裝 wheezing 有一定的難度，問題是病人的 wheezing 到底有多嚴重，是否為 chronic obstructive asthma（慢性阻塞性氣喘），可否用 bronchodilator（支氣管擴張劑）在家中控制就好，而不需住院；另外病人對於菸與檳榔完全不忌口，氣管口腔自然不會多健康，因為抽菸所以有 wheezing 也是有可能的，若是他確實有這些症狀，外加他有糖尿病的病史（這總算可以用抽血驗飯前飯後血糖外加 HbA1C〔醣化血色素〕，來看出病人對於病情的控制良好與否），還有糖尿病引起的神經學症狀，這的確是不適合在門診追蹤的要件之一，問題是病人住多久便可以出院。

因此只要病人 ABG（動脈血液氣體分析）有 hypoxemia（低血氧）、hypercapnia（高碳酸血症）、respiratory acidosis（呼吸性酸中毒），經治療後仍然沒有改善，他便可以繼續住院，若是有改善，他便可以出院；做肺功能測驗，若是他符合 COPD 的肺功能測試，也的確符合住院標準的話，便讓他住院，否則便讓他出院，在門診追蹤就好。

若是病人已經符合出院標準，但是他就是不肯出院呢？要是我是主治的話，我就用 HAP（hospital-acquired pneumonia，院內肺炎），或多重抗藥菌株（multi-drug resistant organisms，簡稱 MDROs）來嚇病人，告訴他上個月病房才因為一個病人要他出院不肯出院，後來敗血性休克，緊急插管，後來還放葉克膜，急救很久，之後還是走了，我想病人可以因為經濟差，或因為貪圖保險費所以住院求給付，但是再怎樣病人都會愛惜生命的，嚇一嚇他，再安排他看緊急急救的病人，看可否逼他出院吧，再不行，健保應該建立一條款，是病人違反主治醫師意願而強行住院，病人則須自費，且健保與醫療保險不得給付，這樣看能否遏止健保被掏空的狀況吧！

11

無助的情求

吳東琰

　　一如往常，經過一個小時晨會的緊繃後，深深地吸了一口氣，洗了把臉，面對著鏡子，暗自鼓勵自己，走向熟悉的診間。

　　「老師早，學姐好！」

　　張醫師依舊嚴肅地對我點了頭，便開始了今天的看診。每每在診間裡，那種沉重而寂靜的氣氛總是讓我全身緊繃，或許是張醫師看的病人常為肝硬化甚至是肝癌，身體和心理的狀態通常不是很好，也就因為這樣，他們看起來更為虛弱、更為渺小。

　　叫號器響起，陳太太推著看起來精神看起來還不錯的陳先生走進診間，陳太太顫抖的手上拿著經年累月剩下厚厚的藥袋，小聲地說：「張醫師你好！不好意思，想請問一下，這個藥對我先生好不好啊？我老了，記性不好，也看不懂上面寫些什麼，可以告訴我們……」

　　張醫師還沒等到陳太太把話說完，一手把陳太太手中沉重的藥袋，推了開來。

　　「這個我不知道啦！就跟你說不要拿不是我開的藥來問我，我怎麼會懂呢？只要好好吃我開的藥就好，要不然出問題可不關我的事情！」張醫師大聲斥責。

陳太太似乎被張醫師如此大的反應嚇到，便低著頭靜靜聽著張醫師說話，陳先生用他那瘦而乾黃的手拍拍陳太太，好像在安慰她。護理師也在旁邊，拍拍陳太太的肩膀，請她不要在意。

　　「從這一次的胃鏡檢查，發現食道的靜脈瘤看起來有惡化的情形，我怕會有後續比較嚴重的變化，我建議住院處理，但目前沒病床，可能要等幾天。如果有病床就會馬上通知你們住院。還有，不要再吃那些來路不明的藥！要不然出事我可不負責！先出去外面等，待會小姐會把單子拿給你！」張醫師有點不耐煩地說著。

　　「謝謝你！張醫師！謝謝你！」

　　陳太太使盡全身力量似地彎腰鞠躬道謝，同時也向坐在張醫師後方的我點頭微笑，陳先生也用他那炯炯有神的眼睛，點頭向我致意。輪椅嘎嘎的聲響隨著他們步出診間後，只剩下手指敲打鍵盤的答答聲和翻過一張又一張陳舊病歷的沙沙聲。

　　陳先生是一個建築公司的主管，已婚，並沒有小孩。因為長年的交際應酬，喝了不少酒，在五十歲的時候被診斷出有酒精性肝炎的情形，雖戒了酒，但在五年前惡化成肝硬化，病況也越來越不樂觀，還曾因為多次的肝腦病變，來來回回醫院好多次。黃疸、腹水、凝血功能異常造成消化道出血的情形也越來越嚴重，在前一次的超音波檢查中更懷疑肝臟新長了一顆腫瘤。

　　兩三天過去了，陳先生和陳太太在診間的畫面一直迴盪在我心中。打開病歷系統查詢著今日住院病患清單，有幾個病患順利康復回家了，心中真替他們開心；剩下幾個狀況十分不穩定的病患，想說待會查房時一定要更專心觀察他們任何一絲的變化；餘光掃到後面，心想這不是那天早上的陳先生嗎？我翻出護理站內陳先生的住院病歷，想要了解陳先生的情況，才發現原來是昨天晚上，陳先生突然意識混亂而緊急送醫，而原本預定的入院時間就是隔天。

趁查房前的空檔，先進去病房問候一下他們，並再做更深入的訪問和了解。轉身走進病房，映入眼簾的是明亮的病房，還有溫暖灑入的陽光，陳太太坐在病床旁閉起眼默默念佛，而陳先生則靜靜躺在病床上休息，霎時間，原本病房內沉重到令人窒息的氣息，轉變為溫暖而和緩。

「阿姨您好！我是張醫師的學生，想跟您請教幾個問題，不知道方不方便？」我小聲地問候著陳太太。

「醫師你好，當然可以！」

陳太太立刻起身向我鞠躬問好，為了不要吵醒陳先生，陳太太詢問我是否可以到病房外談。過程中，陳太太帶著微笑跟我說陳先生的溫柔體貼，但是講陳先生生病的這段時間，陳太太不禁哽咽了起來，擔心地向我說。

「他就這麼倒下來，我應該怎麼辦才好，只能鼓勵他要勇敢面對，但是我心好痛啊！不管要花多少錢，我都願意，只要能夠救回我先生！求求你們了！」

我輕輕拍著陳太太的肩膀，安慰她：「阿姨，您不要擔心，張醫師和我們都會好好照顧陳叔叔的！請放心，也請您先不要擔心！待會張醫師會過來查房，有什麼問題可以再問問他。」

走出護理站，張醫師已經在護理站跟住院醫師以及實習醫師討論一些病人的情況，我急忙跑過去，便跟在張醫師後方展開了今天的查房。走到今天最後一床，陳先生的病床前，張醫師先詢問住院醫師關於陳先生的情況，並指示等到肝腦病變的情形較為穩定後，要安排處理後續的相關問題。

「張醫師，我先生最近越來越常發生意識不清的情形了，是不是時間不多了？那我應該怎麼辦？我真的不想要失去他啊！」陳太太著急地詢問著。

張醫師：「這種問題，你問我我也說不準，不管你再怎麼問，我都不可能給你一個肯定的答案，但從各種數據看來，陳先生各種器官都有漸漸衰竭的情形。」

「如果時候到了就讓我走吧！每次住進醫院來，都只能眼睜睜地看著點滴一滴滴地滴進我的身體，好像在倒數計時一樣，我累了，好累！」陳先生似乎被張醫師的聲音所驚醒，用孱弱的語氣說道。

陳太太：「不行！你如果走了，我應該怎麼辦？你不是才答應我嗎？」

陳先生：「我生病，你也在受苦，我走了我們兩個才算真的解脫啊！張醫師，我已經簽了放棄急救同意書了，我害怕我哪天又昏了過去，你們在我老婆的要求下，又把我救回來。就算把我救回來，一樣什麼都做不了，只是越來越虛弱，越來越不快樂，每天都在等死，拜託讓我走吧！」陳先生雖然虛弱，但是語調卻越來越激動。

張醫師：「之後我們再討論好嗎？我待會還有門診。」因為已接近下午門診的時間，張醫師疾步走出病房，陳太太追了出去，說：「張醫師拜託你，不管怎樣，一定要救我先生！」張醫師淡淡地回答道：「嗯！」

一個星期過後，陳先生的狀態並沒有如預期的好轉，而因為尿路感染而產生了敗血症，意識越來越不清楚，但陳太太仍然寸步不離地在病床旁邊守護著陳先生。熟悉的午後，熟悉的病房，不同的是張醫師帶著住院醫師向陳太太宣布了陳先生在往後幾天可能會離開她。住院醫師代替站在旁邊的張醫師解釋往後可能發生的情形，並很有耐心地說：「陳太太，就像張醫師之前跟你說的一樣，陳先生的身體各項機能逐漸在惡化衰竭中，再加上這次的敗血症，往後的狀況可能會越來越多變，而且越來越難處理！」

「拜託你們！一定要救我先生，我不能讓他離開我，還有他之前

有簽放棄急救意願書，我要求撤銷！」陳太太帶著眼淚大聲又激動地要求。

住院醫師：「陳太太不好意思，我們都很了解您的心情，但這份意願書因為是在陳先生第一次住院的時候就有要求簽屬，當時你也在場，我想你應該很清楚陳先生的意思，所以並不是我們不想救陳先生，而是尊重陳先生的意願，我們仍然會提供醫療照護，會讓陳先生最後這段路走得更舒服、更安詳！」張醫師還沒等到住院醫師把話說完，便帶著其他醫護人員走向下一間病房，只剩下迷惘無助的我和陳太太，而我也只能拍拍她的手，趕緊跟上張醫師之後的查房。當我回頭轉向陳太太時，只見她已經癱軟在牆邊，用她剩下的力量哭泣，頓時，似乎全世界的聲音畫面都靜止，只剩下諷刺而溫暖的陽光，映著遠處病房的悲傷和冷清。

┤教師意見├

醫師的日常生活與病人生死之無奈的對比，具有省思的價值。語言可以更精簡，而描述可以再更具體。

〈無助的情求〉評讀

羅偉哲

　　從一開始閱讀此短篇小說到最後定格的結局，作者試圖用平易近人的語言將讀者帶入普通人所不熟悉的醫療領域裡，簡單使用新聞媒體中常見的醫療術語，加上對文中每個角色情緒傳神的描述，身為讀者的我可以很清楚地將整個故事重建在腦中，不論是張醫師忙碌、嚴肅、冷淡（甚至有點冷血）、沒有耐心的表現，陳先生對待疾病的消極態度、無求生意志、替家人著想，又或是陳太太努力想替先生找一條生路、拜託醫師絕對要幫忙、到最後絕望的樣子，還有住院醫師盡自己能力替主治醫師解釋病情、耐心照顧病人的畫面，結束後仍清晰地如同連續劇般重播、迴響在讀者心裡，或許字數上的限制導致故事情節的片段化與不連續，但是作者巧妙使用定格的畫面表達出最後患者太太的悲情和無助，使得通篇故事還有個遐想的空間，看完之後還會想知道，到底最後結局是什麼？有沒有可能陳先生奇蹟似地復原？又或是真的如末段所述的走向天人永隔？

　　醫學倫理所要告訴我們的無非是四大原則：尊重自主、不傷害、利益病患、公平正義，在這篇故事當中，張醫師的表現其實是讓許多認真的第一線醫療人員都失了分，不論是建立沒有耐心、同理心的醫病關係，又或是不耐煩的口氣和懶得解釋的查房態度，或許張醫師之前所作的都是為病人著想，希望陳先生乖乖配合治療，卻得不到預期應有的改善、舒緩，也可能是陳先生除了在張醫師診間尋求幫助外，又另外尋求了許多沒有根據的另類療法，總之張醫師最後表現一副「你就是不聽我的才會變這樣」的樣子，這種醫師相信是許多人不願意碰到的，因為既然走進了診間，代表病人真的是需要專業醫療的幫

助，而碰到的醫師卻是愛理不理、沒有設身處地幫病人尋求解決的方法，這些細微的動作、表情和態度都容易傷害到前來求診的病患，他們會覺得為什麼醫生這麼隨便就打發我們走，可能病人對醫生的期望值太高，希望前來醫院就能夠解決所有的疾病，但是醫生若能表現出關懷、愛心、同理心，即使面對沒有任何治療方法的疾病，至少病人也會覺得心情好過一些，之前的某些研究報告就已經證實了這點。

　　住院醫師應該是面對住院病患的第一線主要醫療照護者，需要做的事還沒有主治醫師那麼多，比較能專注在醫療人員照顧病人的角色上，也比較有耐心處理、回答病人及家屬的疑問，其實他們才是最能掌握病人狀況的人，或許在越菜的醫師、醫學生身上，才容易看到這些人從事醫師這個行業的初衷，而到了越大咖，反而會被一些其他事物分心，忘了最初的本心，也可能是病患太多、評鑑太多、瑣事、研究等等導致照護病患的心思被分去了許多，至少整篇故事還有住院醫師為醫生加了分。

　　陳先生早年應酬喝酒，所以現在很認命，應該是求診多次都沒有改善，嘗試過各種民俗、另類療法後都失望，他在整個故事主軸內出現的時間其實不多，作者藉由描述陳先生周遭的人襯托出他的情況，讓傳統以病人為主的小說，轉變為由外而內環境營造出中心人物的手法，適量的對話更是銜接各個段落的橋梁，使讀者不至於跟不上作者想要表達的內容。整體來說，這篇小說在敘述一個故事上是足夠的，個人認為或許可以添磚加瓦的地方，應該是作者與病患、家屬互動的部分。

12
遺忘的 71 號房

胡逸驊

11 月 4 日　星期一

「學弟學弟，我們一起去接新病人，然後問一下病史。」今天下午，杜學長看到我一直四處閒晃，這麼跟我說。

「好啊好啊！」終於又可以和病人 social 了，我想。

三點出頭，我和學長走向 71 號病房，準備認識接下來幾天要關心的病患。學長介紹：蔡姓老奶奶，七十九歲，這次住院是為了做全膝關節置換。心裡 OS：全膝關節置換啊！看了好幾個 case 了，大概就問問什麼時候會覺得痛、什麼時候做的檢查、什麼時候照了 X 光、什麼時候排的開刀、再看看他的 Range of motion（關節運動範圍測試）這樣吧？似乎是滿簡單的一件事。

到了病房，蔡奶奶坐在床邊，兩腳晃啊晃的，手抓著棉被，正看著自己的兒子，凌先生。學長先跟蔡奶奶介紹完後，又介紹了我：「這是見習醫師，接下來的幾天他也會關心你的狀況。」

「你好，我是胡醫師，希望接下來的幾天你能夠順利。」奶奶似乎有些疑惑的看著學長和我：「有什麼事情嗎？」

「咦？奶奶明天不是要開刀嗎？」我心想。

杜學長：「奶奶，你明天要開刀，我們是主治醫師下的實習和見習醫師啦！我們要問一下你現在的狀況，待會可能還要請你簽一下麻醉照會。」

蔡奶奶：「你說什麼？要簽什麼？我看不懂字。」

凌先生這時候說話了：「醫師啊！我媽媽有一點失智症，而且也不識字。」

學長轉向凌先生：「是這樣喔，所以她該不會不知道今天是要來住院準備開刀吧？」

凌先生：「她好像自己都不太清楚狀況啊！是我姐姐說要她過來所以我就載她過來了。」我看著奶奶，她正一副滿不在乎的樣子，好像只是換個地方住一晚？又或者對她來說似乎也不知道身在何處？

學長：「那你知道你媽媽的狀況嗎？我想有些東西如果你知道的話，問你也可以。」

凌先生：「其實我也不清楚耶，平時都是姐姐在照顧她，但是她現在去上班要五點後才能過來。」

學長：「這樣喔……可是你知道今天要先去做麻醉照會嗎？麻醉科應該是不會等到五點過後，你姐姐不能在五點前來嗎？」凌先生搖了搖頭。

「那你可能要先陪她過去照會喔！」

「照會喔，有什麼要注意的嗎，不能等我姐姐過來嗎？」

「我想只是問一些基礎的狀況，應該你陪她去就可以了。」

我看著蔡奶奶，她好像稍微聽懂了學長和兒子的對話，從眼神中看到了一絲慌張，有點無所適從。

「那麼凌先生，我們就晚點再過來了，我想等你姐姐來了之後再來問問她的情況吧！」

離開病房後，我問學長：「學長，這樣的病人我們應該怎麼去問

病史啊？她自己不清楚，兒子也不知道狀況，難道要等到五點大家也都要下班了再看女兒有沒有過來？」

「不然也沒有辦法啊！就等晚一點吧，剛好鄭醫師也要五點多才會來查房，或是你想先下班也可以。」學長無奈地說。

「應該是還好，反正今天值夜班，晚點跟著看看。」我想，我應該去問問當時門診的狀況。

＊＊＊

10月23日　星期三（以下故事由門診護理師轉述，若有不足還請見諒）

「蔡○○女士，該您看診了！」

鄭醫師：「請坐，阿嬤這次來是什麼樣的狀況？」蔡奶奶還在思考應該說些什麼，女兒已經搶先回答：「我媽媽常常會說膝蓋痛，很難蹲，走路又不舒服，是不是退化性關節炎啊？」

鄭醫師：「我看看，有變形了，阿嬤你能把腳伸直看看嗎？」蔡奶奶看著女兒，似乎不太清楚什麼狀況，女兒邊做動作：「媽，你把腳伸直讓醫師幫你看看。」

醫師：「很好，再彎曲一下，到哪個程度會痛？」

女兒再次示範給蔡奶奶，奶奶說：「這樣就有一點痛。」

「能蹲嗎？蹲到哪個程度會痛？」蔡奶奶站起來，試圖蹲蹲看，但好像不太靈活。

「我想我們照一張X光，待會來看看她嚴重的程度。」

十分鐘後，蔡奶奶和女兒回到門診，看了X光圖，發現軟骨已經嚴重磨損，解釋過後，女兒了解吃 glucosamine（葡萄糖胺）或打玻尿酸都不是好選擇，最好的治療是全膝關節置換。

女兒：「媽，醫師說你這個膝蓋要換人工的才能好，你要不要動

手術？」

奶奶想了想：「嘎？動手術喔？會不會太麻煩？有沒有其他的治療方式啊？」奶奶應該是根本沒聽懂醫師前面的解釋。

女兒：「媽，醫師說吃藥、注射都沒有用了，要開刀了。」

奶奶：「是這樣喔！阿但是我少走一點路就不會痛了，還是不要開刀吧！」

女兒：「可是你高血壓，醫師不是叫你多走路？」

奶奶想了一段時間：「阿捏喔！你說怎麼處理就怎麼處理吧！」

我拿了張手術同意書給她，女兒說：「媽媽不識字，這個我幫她簽吧！鄭醫師，這手術會多久？危險性高不高？要住院幾天？我怕我媽媽年紀這麼大了會不好照顧。」

鄭醫師向女兒解釋了手術的事項，並說明其實常常很多老人開刀，女兒就放心了，轉頭跟奶奶說：「媽，那醫師就幫你排開刀時間了，住院時我會叫弟弟載你來。」

奶奶：「好，謝謝醫師！」

＊＊＊

11 月 4 日　星期一　下午五點半

在護理站晃啊晃的，終於等到了查房時間，我跟上杜學長和鄭醫師的後面，鄭醫師：「同學，你是？」

我：「鄭醫師您好，我是黃醫師的 clerk，想跟著學長一起看看蔡奶奶的狀況。」

鄭醫師：「那好，就一起來吧！」

再次踏入 71 號病房，看到蔡奶奶床邊多了一位女士，看起來有點疲累，明顯是下班後匆匆趕來。

鄭醫師：「阿嬤，你明天要開刀喔！你知道嗎？」

凌小姐：「我剛剛跟媽媽解釋過了，我想她大概能想起來。」

鄭醫師：「是這樣喔？那剛剛麻醉照會時有沒有說明天誰要在這邊陪她？」

凌小姐：「應該還是我弟弟吧！我白天上完班，晚上才過來。」

鄭醫師：「那好，麻醉的狀況應該講過了，手術的情形之前已經說過，還需要再跟你解釋一次嗎？」

凌小姐：「應該不需要了，我都清楚。」

我聽著鄭醫師和凌小姐的對話，蔡奶奶現在的狀況似乎比下午好了一些，看起來滿鎮靜的，也許是因為凌小姐在旁邊的關係，她情緒會比較穩定吧！想起之前上課說到失智症的老人會需要一些親密的人陪在旁邊照顧，對於周遭環境的適應會比較好。

鄭醫師：「那麼凌小姐，這位是見習醫師，（看了看我的名牌）胡醫師，接下來幾天他應該會來幫忙你們，有什麼問題都可以跟他說。胡醫師？」我從恍神中醒來，明白鄭醫師是在叫我，趕緊向凌小姐介紹自己，想想似乎自己接下來的工作不是那麼輕鬆。

鄭醫師：「那麼，我們明天見了！」

凌小姐：「嗯，謝謝醫師！」

我看了看蔡奶奶，對她笑了笑，揮揮手道別。蔡奶奶也看了看我，對我笑了笑。

***

11月5日　星期二　早上蔡奶奶手術過程順利

下午三點，因為跟了一早上的手術而趴在討論室昏昏欲睡的我，被杜學長叫醒：「學弟，跟黃醫師去查房了！」慌亂地整理好醫師袍，帶著筆記踏進71號病房，蔡奶奶已經醒了，凌先生正在旁邊午睡。

黃醫師：「阿嬤，鄭醫師去署立醫院了，你住院時我會在這邊照顧你，昨天我有來看過你，你還記得嗎？」

蔡奶奶：「什麼？醫師？我怎麼才在家裡睡一覺就到醫院了？」我心想，這下不太妙，是蔡奶奶失智症發作了，還是麻醉的副作用也讓她有點失憶？

黃醫師：「阿嬤，不是啦！這裡是醫院，你昨天才住進來，今天開刀不是嗎？」

兒子被談話聲吵醒，對著蔡奶奶說：「媽，你忘了姐姐說你膝蓋要開刀嗎？這樣以後才好走路啊！」

蔡奶奶：「嘎，我今天有開刀嗎？（想了想）好像是，阿不是鄭醫師嗎？」

黃醫師：「阿嬤，鄭醫師去署立醫院了，我會代替他在這邊照顧你。我是黃醫師，記得嗎？昨天下午有來啊！」蔡奶奶想了想，點了點頭。我站在黃醫師身後，對蔡奶奶笑了笑，揮揮手打個招呼，不知道她記不記得我。

黃醫師：「今天開完刀有什麼地方不舒服嗎？（轉頭向凌先生）術後通常都會疼痛，我們現在用 PCA（病患自控式止痛法），那個止痛藥是自己控制的，阿嬤痛的時候你就叫她按一下，我怕她不知道。」

凌先生：「好的。」

黃醫師：「那麼，阿嬤如果沒有什麼問題我就先離開了，有事情可以反應給我們實習醫師，嗯……胡醫師？」我連忙應了聲好。

黃醫師離開後，我看著凌先生和蔡奶奶，有點手足無措，對著奶奶笑了笑說：「阿嬤你好，我是胡醫師，有什麼事情可以問我喔！」奶奶點了點頭。

「平常都是女兒在照顧你嗎？她不是要上班？（轉向凌先生）先生不用上班嗎？」

凌先生：「暫時請了幾天假照顧媽媽，等她出院就去上班了。」

我：「嗯好，至少有人照顧她比較好活動，醫師應該有說過明天可以開始下床慢慢適應膝關節，阿嬤就要來活動活動ㄟ！」蔡奶奶再次點了點頭，應了聲好。「阿那個止痛藥不要一直按，如果按太多下怕會有副作用，像是頭暈、噁心之類的，因為也是麻醉藥的一種。」

蔡奶奶有點恐懼：「阿捏喔！那會不會睡著？然後我又不知道人在哪裡了？」

我想了想，好像也不是沒這種可能，只好說：「奶奶你放心，如果感覺累了就睡，睡著了也是在這裡，不會跑去哪裡啦！再說還有你兒子在不是嗎？」

蔡奶奶：「這樣喔，好啦！」

「那沒事了的話我就先離開，待會有事可以跟護理人員反應喔！」

「好，謝謝醫師，醫師你叫什麼名字？」我把名牌拿過去又介紹了一次自己。

***

11月6日　星期三

今天黃醫師來得比較晚，在病房陪伴的是凌小姐。

凌小姐：「黃醫師，我媽媽說她很累，今天都躺在床上不太想動。」

黃醫師：「是這樣嗎？（轉向奶奶）阿嬤，你還記得我嗎？這裡是哪邊知道嗎？」

蔡奶奶：「你是黃醫師啊，這裡是醫院。」

黃醫師說：「看起來奶奶的精神不錯，現在也沒有忘了自己是在醫院還是公園，奶奶，你今天為什麼沒有下床活動活動？要走一走，習慣一下新的關節，沒有問題的！」

「可是我一直覺得有點累，就不太想動了。」

「那你可以請女兒扶著你走幾步路，不要一直躺在床上喔！今天傷口還會不會痛？」

「好很多了。」

「那就好，有什麼其他問題記得可以跟胡醫師說。」

黃醫師走後，我對著奶奶笑一笑，奶奶對我說：「我記得你，你是胡醫師，阿你說昨天那個藥喔，我痛了就按，後來就睡著了。但是今天一直感覺好累。」

「嗯，如果你沒那麼痛，不用再用藥，精神會開始好起來的，來，奶奶，我扶你下床走幾步。」於是，在我和凌小姐的攙扶下，蔡奶奶試走了幾步路，習慣一下人工關節，又回到病床上坐下，喘了幾口氣。

「奶奶你這樣走路膝蓋是不是比較不痛了？」

「嗯，比較靈活一點。」

「奶奶那你接下來要常常走一走喔！越早習慣才可以早點出院喔。」

「好，謝謝胡醫師。」

我揮了揮手，向蔡奶奶和凌小姐道別：「那麼有事可以跟我或護理師說喔！」奶奶對我笑著點了點頭。

回到討論室，看著奶奶的病歷，突然有種不知道該怎麼寫的感覺，好像我不管寫什麼都沒辦法寫出奶奶的狀況，她的失智、恐慌、鎮定的轉變，還有對人、事、地的認知，這也是我們面對老人家最難以溝通的地方吧！不過，既然蔡奶奶都記得我了，我想接下來的相處會很順利，心裡也有了一點安慰。

┤教師意見├

具良好的觀察力，而這是因為作者關心的緣故。故事裡呈現出作者默
默反思與照料的心。

〈遺忘的 71 號房〉評讀

蕭奕穎

　　人活在這世界上，最怕的不是別人不了解你，而是連自己都不了解自己；同樣地，自古以來，能夠流芳百世的本來就沒有幾人，總是有慢慢被淡忘的一天，然而最怕的事，是連自己都不記得自己。被遺忘的 71 號病房，一開始看到這個題目的時候，我還以為是哪個住在 71 號的病人被家人拋棄而遭到冷漠對待，畢竟這樣的案例特別是在現在這個年代，似乎也不是一件很罕見的事情。但沒想到結果卻不是，竟然是被病患自己所遺忘，很出乎意料。

　　失智症的盛行率其實不低，更常發生在老年人的身上，而且現在這個年代似乎也有往上升的趨勢。雖然醫學已經盡力了解它的機轉，也嘗盡各種方法去進一步治療與預防，但是很多時候醫療能做的還是有限。文章裡也很明顯能夠看到，面對這樣的狀況，我們能做的最好方法就是盡力發揮自己的耐性，耐心回答、解釋，盡量減少病人的不安與恐慌。比如在文章中使用類似「無奈」、「手足無措」等字眼，表明了醫療人員無論是年資較高的學長或是年輕醫師，遇到這件事多多少少還是會有些感慨，但還是得盡心盡力地投入醫療事業，而這也是目前醫療本身的極限。

　　文章是照著時間的順序性在走的，雖然中間插了一段之前門診的時間，不過文章把時間順序都標示的很清楚，所以其實在閱讀上也不會造成困擾。另外文章中除了對話的對白以外，其實也有不少是自己內心的想法，或是自己當下的觀察所見，這些敘述讓整個故事結構更明確，簡明易懂。從對話中慢慢捉摸，也不難看出各個角色的人物性格。我覺得最可惜的部分，其實也在文章裡面提到了，就是透過文

字，實在很難敘述奶奶的整個心路歷程，包括她的失智、她對自己突然一覺醒來在醫院、忘記自己要開刀、對於自己會不會又忘記自己等等。我們只能透過對話的內容去想像，再加上一些例如「恐慌」這樣的字眼加以補強。我相信她心裡的糾結折磨，一定比我們看到的還要多，但是這樣一個心路歷程實在不是那麼容易描述的，這是比較惋惜的部分。比較慶幸的，是在結局時似乎讓我們看到了一絲曙光，也鋪下了一個希望的結尾。

整體來說我認為這篇文章相當不錯，沒有大起大落的劇情起伏，反而給人一種淡淡的感覺。人物的描寫以及對白都很白話，卻造就一種親切感，沒有多餘的隱語鋪襯。很多地方的細細描寫及刻畫，也都可以看出作者除了在對話的同時，其實默默一直在觀察，一邊思考。透過這些額外的撰寫，讀者很容易理解作者所要表達的心境，但是在感受上可能就比較沒那麼深刻。

13

診間裡的百合花

林冠樺

　　在醫院見習了快半年，這個月輪到了婦產科。我的運氣還不錯，跟到了張醫師。張醫師仁心仁術，也很有教學熱忱。跟張醫師的門診，見到的病人大多是回來做產前檢查，或者是產後來回診，因此張醫師的診間常常擺著病人送的百合花。看到她們漸漸隆起的肚子和臉上藏不住的笑容，我想這就是將為人母的喜悅吧，被這種氣氛感染到的我，一整天都會很開心。但，不是每個女人都能擁有這種簡單的幸福……。

　　「陳莉莉小姐，請進。」護理師姐姐溫柔地請這位回診的病人進入診間。

　　「請坐。」張醫師先招呼病人坐下，隨後轉頭看著螢幕，用滑鼠點開今早出爐的病理報告，看了一眼，沉默了一下。

　　「報告出來了。」張醫師停頓了一下，似乎話到了嘴邊又遲疑了，轉向陳莉莉，眼神在確認她的狀態。

　　「說吧，我承受得住。」陳莉莉似乎讀出了張醫師心思，但緊握的雙手顯示出她的不安。

　　「病理報告確認了，是何杰金氏淋巴癌。」張醫師說。

陳莉莉的反應鎮定，但眼神空洞、面無表情，沉默半响，不發一語，似乎在對命運作出無言的抗議。

陳莉莉，三十八歲，Ｔ大畢業，私人企業主管，擁有傲人的學經歷，和丈夫在大學畢業後立即步入禮堂。在旁人眼裡，這對高收入、高社經地位的夫妻是對神仙美眷，生活幸福美滿。但殊不知看似完美的生活中，卻有遺憾──沒有小孩。剛結婚的頭幾年，夫妻兩人忙著打拚事業，無法分心，所以刻意避孕，也曾不小心懷孕去做過人工流產。等到兩人年屆三十時，事業穩定，才開始想要孩子，不再避孕，陳莉莉的肚子卻還是無消無息。試了幾年，夫妻兩人開始急了，才去做人工受孕。在嘗試人工受孕的期間，陳莉莉一次又一次忍受著打排卵針所引起的噁心、嘔吐等等副作用，但她仍不放棄。終於在今年，她成功懷孕了。

懷孕初期的不適持續困擾著她──噁心、嘔吐、發燒、盜汗，未曾懷孕過的她，以為只是孕期賀爾蒙改變所帶來的不舒服，她忍著，並當做這是上帝給每個女性成為母親之前的考驗。直到身上的淋巴結都開始腫大，體重下降，甚至開始胸悶，她才懷疑自己的身體是否出了毛病。起初，她為了肚子裡孕育中的小生命，堅持不看西醫，不服用西藥。她聽從街坊鄰居的介紹，去看了一位名聞遐邇的老中醫。老中醫探一探她的脈象，說她是嚴重的氣凝血滯，恐怕要服用好幾個月的中藥才會好，期間不得中斷。老中醫向她保證，所使用的藥材都是純天然的珍貴藥材，絕對不會傷害胎兒，只是一帖水藥要價一萬，一帖只能吃三天。她鬆了口氣，只要不會傷害她的孩子，不管開出什麼天價，她掏錢眉頭絕不皺一下。

就這樣兩個月過去了，吃了二十萬的中藥，她的症狀仍不見好轉，反而變得更加嚴重，她的丈夫覺得不行，才連哄帶騙地把她帶到本院就診。初診時，張醫師就發覺陳莉莉的病情並不單純，腫大的淋

巴結、呼吸困難，很明顯不是正常的懷孕反應。張醫師迅速幫她安排胸腔 X 光檢查和淋巴結的細針抽吸細胞學檢驗，並強烈建議住院觀察。但陳莉莉還是認為自己沒事，堅持不肯住院。張醫師只好讓她回家，並約好下次回診看報告的時間。

「我的呼吸困難也是因為淋巴癌的關係嗎？」陳莉莉問道。

「是，X 光顯示腫瘤壓迫的關係，造成你呼吸困難。」張醫師的話甫落，陳莉莉的眼淚也撲簌簌地落下。

「不要太擔心，只要好好接受治療，孕後都不會太差的。」張醫師連忙安慰她。

「不，我擔心的不是我自己，是這個孩子。」陳莉莉語帶哽咽地問張醫師。

「關於你腹中的胎兒……」

「他會怎麼樣？治療對他有什麼影響？醫師你說沒關係！」陳莉莉心中的急躁不安溢於言表。

「是這樣的，你肚子裡的寶寶現在才兩個多月……以理論來說，寶寶的重要器官要到三個月後才能發育完成。等到那個時候才是比較適合做治療的時機……」張醫師說。

「好，我可以等。」陳莉莉似乎鬆了一口氣，語氣也平淡了許多。

「我的建議是最好趕快治療，因為你的縱隔腔似乎長了一顆不小的腫瘤，它造成你的胸悶及呼吸困難，再放任它生長下去，恐怕會有危害；而且經過觸診發現疑似已經轉移到橫膈以下。相信你也注意到自己的鼠蹊淋巴結有腫脹的現象對吧？最近是不是也覺得腸胃怪怪的？」

「……嗯。」

「綜合以上症狀來看，我建議還是盡快治療吧！」張醫師說。

「……那寶寶呢？你剛剛不是說還沒滿三個月不適合做治療，現在他才兩個月多一點點，那他會怎麼樣？！」陳莉莉語調越來越高昂，隱隱還帶著一點怒意。

「按照何杰金氏淋巴癌孕婦的治療常規來說，未滿三個月，我們會建議先做人工流產後再開始治……」張醫師「療」字還未脫口，就被陳莉莉打斷。

「你這個庸醫想謀殺我的寶寶嗎？」陳莉莉開始歇斯底里地不斷地喊叫著。

「你不知道我費盡千辛萬苦，花掉了數百萬的新臺幣，好不容易才有了這個孩子。寶寶是我婚姻唯一的希望，你要殺掉他，我也不想活了！！！」

張醫師實在不知道為何她的反應這麼激烈，只能等她情緒平復一點再好言相勸。

「張醫師，你別看我丈夫是高知識分子，其實他和他爸媽都相當傳統。」張醫師點點頭，傾聽著陳莉莉的心結。

「我丈夫是獨子，我與他結縭將近十六年，沒有一年沒被公婆催促『做人』大業。結婚頭幾年，公公婆婆還客客氣氣的，只是有意無意地暗示我們夫妻兩人要快點生孩子，當時是因為我們兩人都忙於事業，不希望太早有孩子，於是我丈夫會幫我擋住這些壓力。」

「但是等我們兩人的事業都上了軌道，開始有了生兒育女的打算時，我卻無法順利受孕。公婆這時開始給我臉色看、有意無意提起別人家的媳婦多會生、子孫滿堂，我卻連個蛋都孵不出來。」

「婆婆帶我到處燒香拜佛求神明、逼我喝一堆民間偏方、開始對我冷嘲熱諷。我忍著，因為我愛我丈夫，我知道他也還愛我，所以我能忍。」

「但是最近我發現，我的丈夫似乎有了別的女人，對方很年輕。」

「我和他攤牌，沒想到他只淡淡的說：『誰叫你生不出來。』一句話就讓我的心碎了。」

「我跟公公婆婆告狀，沒想到他們竟然一點也不訝異，原來他們早就已經知道了。而且還對我講說男人有三妻四妾很正常、叫我肚量大一點，只要我能容忍，大老婆的地位永遠都在。」

「只是因為沒有孩子，我就該被這樣糟蹋嗎？很可笑吧！表面上看起來如此完美的婚姻，拿掉虛偽的外衣後，真相如此醜陋。」

「本來我想自殺的，沒想到上帝又給了我希望，送了一個天使給我，沒想到馬上要奪走他。這是什麼荒謬的八點檔劇情嗎？」陳莉莉起身，朝向診間門口走去。不顧張醫師和護理師姐姐的勸阻，離開了。只留下我和張醫師兩人面面相覷。

我看著診間裡的香水百合，突然想起它的花語：為愛犧牲。

┤教師意見├

人物描寫適當，文字流暢。但文字讀來較無現實感，或許是因為刻意加入較多因果描述，雖突顯了倫理兩難，卻易失去現場感。

〈診間裡的百合花〉評讀

邱暐麟

　　讀完這個故事後，我腦海中浮出一個畫面：病人來找醫師，滿心期待著醫師能有他預期的治療方式，理想地化解他的問題，最後達到他預期的結果——痊癒出院。但是礙於人類醫學技術的極限，當病人實際到了診間見到了醫師，醫師的回答常常讓病人覺得和預期有落差，病人對醫師失望的結果就是：認為是這個醫師技術太差，所以再找另一位醫師尋求第二意見，甚至第三意見，看過中醫、西醫、從南到北大大小小的醫院。最後病人可能成為醫療人員口中「逛醫院」或是「濫用醫療資源」的病人；而醫院就變成了許多民眾口中不重視病人，只顧自己賺錢的白色巨塔。

　　接觸醫學以前，對醫學的期待其實和一般民眾是一樣的，總會覺得一旦生了「某某病」，只要到醫院給醫生看一看，醫師頭腦中了不起的專業知識就會幫助我找到病魔，然後幫我「對症下藥」、「藥到病除」，最後離開醫院的時候就和生病前沒有兩樣。到了現在，雖然只學到一點皮毛，但是漸漸體認到醫師、醫學並不是我以前想的那樣、不是大部分民眾預期的那樣。很多的治療，是冒著未知的風險；很多的症狀，並沒有藥物或手術可以根治；甚至很多的疾病，根本不知道如何醫治。面對「醫療現實」和「先進現代西方醫學」的冠冕堂皇，我該如何面對自己「能力所不能及」的那些病人？該如何把這些理想與現實之間的落差傳達給大眾，讓大眾體會？我覺得有一部分是臨床醫療人員的社會責任。醫療人員應該和病人及家屬建立良好的溝通，要了解病人們對醫療的期待是什麼，要讓病人們體認醫療人員的用心，但也要讓病人們知道這些無可奈何的醫學極限。

　　回到這個故事本身，陳女士最重要的問題我覺得不完全是淋巴瘤，就我自己在課堂上學到關於何杰金氏淋巴癌的概念，它並不是完全不能治療的疾病。只是陳女士預期的不僅是醫師能治療癌症，更是能幫她保證胎兒的健康，這個胎兒背後代表的不只是她自己的孩子，更是整個東方傳統的家庭觀念壓在她身上的重擔。如果我是張醫師，根據醫學的專業，我只能提供她一個個冷冰冰的治療選擇。也許唯一能讓這些選擇增加一點點人性溫度的方法，是我試著站在她的立場，分析每個選項對她的風險和優劣，提供她足夠且全面的專業資訊，讓她做出最不會後悔的判斷。但是我會不斷提醒自己，不可以幫她做決定，因為那是她的人生，她有權利和義務替自己做抉擇。其實我覺得面對每個病人都是如此：醫師沒有權利幫病人做決定。這是我目前的想法。

　　最後，我覺得這篇故事的文字敘述真流暢。有值得反思的劇情內容，搭配生動的描寫，感覺畫面歷歷在目，是篇寫得很棒的故事。

14
聽見的真實

李廷慧

「叔叔和里長明天要來找我呢，我要出院了！」他興高采烈地說。於是我也很開心地認為，病人要出院了。

時間拉回幾天前，我剛碰到這位病人的時候。一位中年男子之前昏倒被送去別處的急診，又轉院送了進來。我好不容易在忙碌的護理站搶到了臺電腦。一看檢查發現他的心臟變得好大好大，血管管內鈣化後，變得好窄好窄，只剩一小部分的血流可以通過。這樣還為了社區的祭典搬著祭祀用具到處走，不在路上昏倒才奇怪呢！又看了看入院記錄。喔，準備來接受手術的。我再簡單看了看他的影像報告和用藥歷史，就前往病房。我所預想的，應該是個躺在床上很虛弱的病人，還不時喘著氣。誰知，在我走到和手上病歷同樣號碼的床前，他居然坐著，還戴耳機在聽音樂。

「先生？」沒有回答。

「先生，先生？」沒有回答。即使我人就站在他的前方，看著他的眼睛。

「先生？」

「啊，醫生，等一下！」

從病房入口有位女士衝了過來，雖然她其實是用走的，但仍能從她的語氣中感受到比全速奔跑還急切的速度感。

「不好意思，我是他的姐姐。我弟弟有點輕微的……那個。等一下有問題要問的話可以問我。」

和姐姐問了些問題聊聊天後，我稍微整理了一下。中年男子，平時沒什麼在看醫生，只有今年無預警地昏倒了兩次，也讓他無法再繼續從事清潔工的工作。

「我弟弟平時都好好的啊，偶爾會有點小感冒而已。這次不知道為什麼會昏倒，而且醫生還說心臟有毛病，怎麼會這麼嚴重呢？」

「很少去看醫生喔？」我問。

「對啊。就算有感冒也是去家裡附近的藥局，拿點藥吃一吃就好了。」

「那藥局開什麼藥？」

「我不知道耶。」

我想了想，換了個問題。「那姐姐您有看到他昏倒的情況嗎？」

「沒有耶，我也有工作，不太可能二十四小時待在他身邊。不過他現在在家裡陪媽媽啦，對不對，你說？」她轉過頭面向病床，提高音量，又拍了拍他握著音樂播放器的手。她弟弟，也就是病人才拿下耳機對我們笑了笑。

「那姐姐，我幫先生做一點檢查好不好？」

「好啊好啊！哎，躺下來，醫生要幫你做檢查了！」

我又花了一番力氣解釋說不用，他姐姐還是堅持，在這樣那樣變換了好幾個姿勢之後，才好不容易可以把聽診器貼上病人的胸口。

「來，先生，深呼吸喔。」

身體檢查的狀況和影像上的推斷符合，是隨時倒下去都不奇怪的情況。

從此以後我去找病人時，就把聲音拉得和他的姐姐一樣大聲。即使我不知道他是不是真的聽見聲音或認識我，因為他很常戴著耳機。但他看到我的時候會笑，還能跟我聊聊天，講他腳上的舊傷和家裡的狀況等等。有一次還和對床的病人大聲談笑，對話內容也滿流利。也因為他姐姐不是每次都在，於是我也漸漸沒那麼在意病人的精神狀況。

直到一天有同學告訴我，他在和自己的病人聊天時，聽見這位病人說：「哎，都沒有一個女醫生來看我耶。」

我立刻衝了過去：「我不是這幾天都有來看你嗎？」

「有啊！」他笑著說。

我不知道該說什麼，既然來就來了，就順便幫他做身體檢查。

「哎，醫生，我覺得頭有點熱耶。」看了看體溫記錄，有發燒。

「這樣預定的手術勢必得延後了。」老師也告知過病人了，他點點頭，躺在床上不太想動的樣子。

「之前護理師學姐有幫你抽過血吧，報告等會就出來了，再看看你有沒有感染的情況。有給你藥了嗎？」

「有啊。」

回去護理站開了電腦。報告結果出來了，的確有感染的徵兆，而相關的藥也已經給了病人。接下來就是等培養報告出爐。

雖然一切看似都很平靜，但我其實是有點害怕的。每天替病人做身體檢查時都能在心臟聽到雜音，那是連我這個剛進醫院的學生都聽得出來的，血流噴射過狹窄出口的雜音。看著進院時的各項檢查，我擔心在胸部 X 光片上，因太常用力而變大的心臟會在某一刻再也撐不下去，在血管攝影上已經變細的冠狀動脈，再也提供不了充足的血液給太過辛勤工作的心臟。我不斷播放著心臟超音波的連續畫面，電腦上的左心室每收縮一次，我的耳邊就浮出一遍遍從聽診器傳來的

115

雜音：咻！咻！

　　但病人總是一副都沒事的樣子，等燒退了他又充滿活力，到處走來走去和人聊天。

　　「我要出院了呢！」我依舊過去和他聊天，他興高采烈地說。

　　於是我也很開心地回問：「什麼時候？」

　　「明天啊，叔叔和里長明天來找我後就要出院了！而且里長是出國回來還特別過來找我耶。」

　　「真的喔？」

　　「對啊！另外你可以給我醫院的電話嗎？我之後還要和醫院聯絡。」

　　「喔！好啊！」於是我拿下識別證，把上面的醫院總機抄給他。

　　「謝謝啦！」

　　本來做完最後一次檢查，寫完記錄我就要離開醫院，但又想說既然都是最後一天，那就等他姐姐下班來醫院時打個招呼好了。

　　後來想想，真慶幸當時我下了這個決定。

　　回到討論室寫了點報告。算算也到了晚餐時間，護理師學姐也開始進來吃飯。我就收拾下資料走向病房，想著要怎麼與病人和他姐姐道別。

　　「學妹，學妹！」

　　才剛走進病房，站在病人床尾的護理師學姐就大聲喊住我。

　　「是你把這個給他的嗎？」

　　我走過去一看。這不是我剛剛寫上電話號碼給病人的紙條嗎？

　　「啊，因為他說他要出院，跟我要醫院的電話我才寫給他的。」

　　「學妹，你應該知道他的狀況吧？不要相信他說的啦。」

　　「所以他沒有要出院？」

　　「抱歉啊！他很喜歡要別人的電話。」在學姐的換藥車後面，病

人的姐姐已經買好晚餐過來了。

「喔！好的。我以後會注意。」

學姐開始替他量血壓等工作，我便離開了那個病房。

隔天，病人出院了。

老師說是讓他先出院，同時繼續服用抗生素等藥物，等情況穩定不再發燒後，過兩個星期再回診開刀。一早我便看到他和姐姐在護理站聽學姐解釋出院的注意事項和藥物。當然，沒有叔叔和里長。

「姐姐，要出院啦？」

「對啊，這幾天謝謝你啦。」

我點點頭看向病人。他完全沒有轉頭或看我，只是直直面向著前方。

「醫生叫我們先出院，之後會再讓他回來開刀。」

「我知道，回去路上要小心喔。」

姐姐點頭，手上拿著剛印好的領藥單，就這樣帶著她弟弟走向電梯間。

我回到護理站的電腦前面，打開醫囑列表，上頭的確寫有出院指示和列出開藥的清單。昨天並沒有看到這些。在姐姐不知道，學姐也不知道的情況下，病人為什麼會知道他隔天要出院？原本我以為和他很聊得來，現在卻不知道我們聊天的內容是真是假？或是有哪些是可信的？或許，他平時並不是如其他人所相信的一樣，都好好的沒什麼事，也許他有感覺卻表達不出，或是講得讓人無法了解，連家人都以為他身體還正常。這些都可能是構成他到現在這種隨時倒下去都不奇怪的情況，才來就醫的原因。也因此，就算他接受了手術，手術也順利完成了，那之後呢？這位病人他是否能照顧好自己，還是又會再度來到醫院？我從電腦前抬起頭，已然不見他的身影，而我也將換到別科見習。

也許哪天，我會再次打開他的病歷，點下幾個按鈕，然後再度聽見心臟超音波那陣陣的咻咻聲。

┤教師意見├

文字流暢，故事有懸疑點。描寫了實習醫學生的所思所得，頗有啟發性。

〈聽見的真實〉評讀

邱昱堯

　　這篇故事似乎是發生在心外病房，從主角的診斷可以略窺一二，故事中的主要人物除了主角外，另有主角的姐姐、醫師、護理師及作者本人，其中以作者主觀第一人稱敘述的場景占了絕大多數，在文中多次使用第一人稱代名詞「我」，並未刻意隱藏自己的存在，而是從頭到尾參與其中，並以自己為主體寫下這篇故事。除了作者本人外，出現次數最多的便是主角病患及其姐姐，護理師及醫師出現的時間不多，尤其是醫師，彷彿只是妝點用地輕描淡寫，因此，幾乎所有的對話及事件都著重在作者與病患和其姐姐的互動上，以及抒發作者自身的想法。

　　在病患方面，從文章中只能大略知道似乎是有精神與心臟方面的問題，不過，在精神問題方面的描述似乎有點隱晦不清，讓讀者一開始不太能馬上意識到，必須繼續看下去才能大致了解。另外，雖然作者有提到病患平時有參與廟宇祭祀活動的嗜好，但對於他的背景描述似乎稍嫌不足，病人的長相、性格並沒有清楚說明，較無法在讀者腦海中留下鮮明且深刻的形象。

　　至於在對話方面主要是圍繞在作者與病患、病患姐姐及護理師之間。作者與病患之間的對話能讓讀者從中了解病人的精神狀況與常人略有不同，加深對病人精神問題的印象，但功用似乎也就僅止於此；而病患姐姐與作者間的談話，則片段地提供了病患的一些資訊，不過也就僅止於片段而已，剛開始的時候會讓讀者覺得姐姐是病人的發言人，但看到後面，姐姐這個角色逐漸淡去，看起來也就不是那樣重要；反倒是在護理師與作者間的對話裡，有些值得讀者細細品味及

探討的點，護理師說：「學妹，你應該知道他的狀況吧？不要相信他說的啦。」這句話點出了關於精神病患的汙名化問題，雖然有不少病患會有妄想，或一些天馬行空的想法及舉動，但是不是他們所說的話就一定是胡言亂語而不予採信？如果他說的是真的呢？這點值得讀者及社會大眾好好思考和反省。整體而言，對話讓文章結構更加完整，同時也讓讀者有親臨現場之感，但除了和護理師的那段對話外，其他大抵並無倫理上的爭議點。

嚴格說來，這篇文章並不太像敘事醫學的書寫，反倒較像是記錄個人所看、所感、所想的日記，許多的看法及描述多半來自作者個人的抒發，讀者較難以自己的雙眼和內心去感受並還原這篇故事，所以有點偏離這次課程的主題。時間線是清楚的，以一種線型的方式逐步發展下去，但在場景及人物的描述和鋪敘上則是略顯不足，讓讀者無法對病患及故事產生更鮮明的印象，另外，或許是故事選材的問題，這篇文章較無臨床上倫理的衝突點，也沒有決策者在做抉擇時的兩難情景，但我想這並不能苛責作者，因為具倫理衝突的案例並不是在每科、每天都無時無刻地上演，因此想找到符合且理想的題材在某些科還真不容易。總括來說，如果今天沒有以敘事醫學為寫作方式及框架的前提，除了對於病患的描述能再更深入且清楚外，這篇文章算是不錯的小品。

15

逆風行路

陳信源

　　如果，一直逆著風的話，生命會如麥稈被打落在田埂間，隨時間腐化，抑或是堅強地挺直身軀，隨風搖曳成美麗的麥田海呢？

　　剛升上大三的我，正準備披上白袍，進入醫院見習。一切都是這麼新鮮有趣，也充滿了一點對未來的期待，可是實際進醫院後，發現時常在醫院裡來來回回地穿梭，像隻無頭蒼蠅一樣，對疾病症狀常常毫無頭緒，也對自己空洞的腦袋感到灰心，然而忙碌卻總將一切的懷疑往身後丟，我也只能視而不見地往前行，總希望能多學一點什麼，所以在一天的疲憊後，屬於胃外管轄的我，也隨著肝外同學的邀約，去跟了她老師的夜診。

　　我們到的時候，門診已經開始了，和老師簡單打過招呼後，我們就如門神般站在老師身後，看老師和病人互動的經過。狹隘的診間裡，忙碌的老師與護理人員像被啟動的音樂盒木偶，準確又優雅地執行每一個動作，病人就如同處理過的音符，來了又去，看診的節奏很自然地流動著。就在我已經開始因為疲憊而渙散時，小芳就這麼走進診間。

　　無法形容第一眼看見她的感受，短髮、運動衣、稍嫌沉重的黑

色後背包，讓小芳不高的身材，顯得更加矮小。她那羞怯的步伐與閃爍的眼神，隱約透漏了她的不安，但爽朗的語調和堅定的口氣，卻又同步混亂我的邏輯中樞。或許是一種天生的敏感，吸引著我、告訴我，她是一個有故事的人。

「醫生，我最近都有去健身呢！」不等醫生開口，小芳一坐上座位就以昂揚的語氣主動報告了自己的近況。

「這樣很好啊，運動有助於身體健康。那生活過得還好嗎？」

「嗯，同學是還好，因為大家是學理科的，比較明白事理；至於有些無聊的人可能會笑，唉，算了啦，反正他們又不懂。」小芳的回答讓我不難理解。

「這次回診的目的是……喔，看檢驗報告啊，好，我來看一下你的檢查結果。從 CT（電腦斷層掃描）上看起來，脂肪肝的情況改善了很多。」老師突然對後面的我們說，「這個病人很樂觀，她過去曾罹患過罕見的 Pseudopapillary tumor（假乳頭狀瘤），在六年前動手術將脾臟全部切除，手術算是相當成功，但血糖的控制就是反反覆覆。」老師一面解釋，一面忙著用滾輪滑過一張張斷層掃描，而我們只能緊盯著螢幕，希望能看出什麼端倪。可是我的目光卻不自覺飄向出生年月日那欄，並陷入沉思。

「七十九年次？好年輕啊，比我妹還小，六年前……如果小芳今年二十四歲，那六年前也就是十八歲時，就動了這麼大的手術，十八歲的我在過什麼樣的生活呢？還真的想不起來，若真想起，恐怕也沒什麼值得一提，可能不過是傻里傻氣，每天無憂無慮地活著罷了……」

我的驚嘆並沒有讓我沉溺太久，因為老師突然的一句話，像把冰冷銳利的刀，切開了周圍原先輕鬆的歡愉氣氛，也將我拉回現實。

「CT 顯示出肝上面好像出現一個黑影，可能需要做個腹部超音

波檢查一下。」

「蛤？什麼？醫生你有沒有看錯啊？」

「影像上有點問題，你看這裡好像有一個低密度的黑影。」

「不要啦，還要做檢查，好麻煩啊。」

「影像這裡真的怪怪的，還是要照一下超音波做確認比較好，你先到後面的超音波室躺著，我待會幫你做個檢查看看。」

小芳半傾著頭，嘴裡碎念著：「還要做超音波也太麻煩了吧」，儘管像是說給自己聽似的，但還是緩緩地往後面昏暗的超音波室走去。只見護士用輕柔的語氣請小芳先躺在床上，小芳的腳步卻在床邊遲疑了一會，才躺下來等候，不安和疑惑同時從瞳孔及浮躁的手指流瀉出來。老師的門診還是持續著，而我自然而然將注意力重新回到新進來的病人身上。

「嗯，那你下次再來回診追蹤一下服藥的狀況！」不等病人走出診間，老師就逕自往後方走去，我們也如同小跟班一樣，緊跟著老師的腳步。只見老師熟練地將凝膠擠在小芳露出的白皙肚皮上，小芳咕噥了一聲「好冰啊」，但老師沒有回應，就拿起一個狀似條紋掃描器的探頭，在小芳的肚子上展開探索。

影像很快就在螢幕上顯現，第一回親眼看見超音波，沒有印象中胎兒跳動的心臟，卻像是在月球上的探勘一般，只有黑白，和兩者之間不同的灰階，交替出現在畫面中。老師很快地為我們說明，一開始看超音波，可以從三條肝靜脈找起，他們同時會注入 IVC（下腔靜脈），然後呢，可以找到 H 型的肝門靜脈，接著就可以看到我們要找的肝。順著指示，螢幕上的肝是一塊平滑的灰色物體，突然，老師將畫面停下，並按下拍照的按鈕，畫面中呈現的是一個直徑大約兩公分的卵型黑影，連菜鳥的我都明白，這個黑影不正常。

「小芳，你的肝長了一個腫塊，大約兩公分，可能需要做個切片

檢查。」

「蛤，醫生你有沒有搞錯啊？」小芳的疑惑頓時又深了一些，「會不會只是照的方向產生的陰影啊？」

「這個不是陰影，可能是腫瘤，最好做個切片檢查。」

「怎麼可能？！醫生你弄錯了吧，之前追蹤都沒看到啊，而且還要切，之前不是也有懷疑過，然後切出來也都是正常嗎？不要再切了啦，這樣又得挨一刀。不要啦，我不想做切片。」

「還是做一下確認會比較好啦，好不好？」老師將超音波掃描關上，並走回診間，小芳整理好衣容後又回到前面的座位上。

「厚，不要再切了啦，這樣又要挨一刀，之前不是做切片，也沒有發現什麼異常嗎？醫生會不會你弄錯了？！」可以感受到小芳很努力地想說服老師，避免後續的檢查。

「小芳你聽我說，從電腦斷層和超音波掃描的結果，都讓人懷疑這可能是一顆腫瘤，我認為你還是做切片檢查比較好。我幫你排定檢查，因為這個有很大的機率是有問題的，既然提早發現，最好還是提早治療。」

「可是……現在我老爸住院，做了也沒人來顧我啊……」

「小芳你一向最樂觀了，不用擔心，我們先做個檢查再說，我來請護士幫你排個檢查的時間。」聽到門診號誌的聲音響起，新的病人開門要進來了，小芳也只好慢慢走出去。病人很快就進來了，我們也馬上將自己的注意力放在病人上。問診到一半，診間的門卻無預警地被打開，一名身材中等的婦女闖了進來，只見小芳怯懦地跟在後頭，而老師的問診則瞬間被中斷。

「醫生，你說要排什麼檢查？不要再檢查了啦。可以活就活，不能活的話就算了啦，反正二十年後又是一條好漢。」這句話來的太突然，以致於我無法相信，想再確認一次自己是否有聽錯，眼前這個女

人是誰？

「媽媽，我告訴你小芳的肝有發現疑似腫塊的東西，最好做一下切片檢查比較好。」

「不用了啦，她能活就活，不能活也是她的命。現在我老公住院，我已經沒有精神再多照顧一個人。什麼切片檢查的就算了啦，不用排了啦。」

「可是現在的腫塊還不大，早點處理是可以順利拿掉的。」

「醫生，你不懂啦，像你這種一路走來都是順風的人，是不會了解處在逆風的人的感受，環境這麼差，又找不到工作，活得那麼辛苦幹什麼，醫生不用排什麼檢查了啦，就這樣就好，我很累我要走了。」媽媽把話說完後，就直接離開診間，留下有些錯愕的眾人。

「小芳，你長大了，你的身體健康要自己作主。你想想看之前的手術，取出一個四十公分的腫瘤，結果讓你多活了六年，這樣不是很好嗎？」

「多活那幾年有什麼用，我的身體這麼差。我也不想再做什麼檢查的，搞不好下輩子，我能擁有一個好的身體，我能活到九十歲。那個手術讓我活五年有什麼用，我甚至不知道自己活不活得過三十歲。」

這一切景象彷彿在我眼前定格，比起我所看過的任何戲劇都更寫實，也更殘酷，而淚水早已不自覺在眼眶周圍氾濫。小芳無所謂的語氣彷彿在談一個和她無關的人，我不太能確定那是她真心的想法，還是顧慮到其他因素的說詞，可是我卻心疼她的逞強。三十歲啊，離我已不遠矣，即使我很難預言自己三十歲的模樣，但我從沒想過三十歲會是一個里程碑，更遑論是一個終點。或許對小芳來說三十歲是一個有點遙遠又模糊的想像，像被緊握在手掌裡的沙，慢慢流瀉不止，不知何時會隨風消逝地無影無蹤。死神的威脅總依傍在側，揮之

不去，那是什麼樣的生活方式呢？該如何面對呢？自己能夠堅強面對嗎？突然強烈意識到自己一直以來視為理所當然的壽命，在其他人的生命裡卻不是個絕對的選項。

「小芳，我知道你是學理科的人，你也知道影像就是最好的證據，你看這個片子上，腫塊長在肝裡面，而旁邊是大血管，現在趁它還小時趕快處理是最適當的處置，如果放任不管，可能會不斷長大，一旦壓迫到旁邊的腹主動脈，到時候你要我救你，我也沒辦法。好不好，小芳我幫你安排做檢查。」

「這……」可以感受到老師溫柔的一席話，讓小芳的城牆鬆動了。「我想再聽聽看其他醫師的意見。」

語畢小芳就離開診間了，留下我們幾個人還驚魂未定，不知如何是好。新進來的病人忍不住發言了，「天底下哪有這樣的媽媽啊，竟然不在乎自己女兒的死活，小孩明明還這麼年輕！」

「她是一個養女，可能是因為出社會好像有被排斥，一直找不到工作，家庭的負擔也很大，所以媽媽才會這麼說吧。唉，有時候醫生也很難當，幫病人治療，反而被埋怨，還扯到我身上來。」老師語氣充滿著無奈，不曉得老師對於那句順風者的批判是否還耿耿於懷，但這憤怒的控訴著實在我心上烙印下來。

「像你這種一路走來都是順風的人，是不會了解處在逆風的人的感受。」

「像你這種一路走來都是順風的人，是不會了解處在逆風的人的感受。」

「像你這種一路走來都是順風的人，是不會了解處在逆風的人的感受。」

真的是這樣嗎？

我想生命的確充滿很多未知與無奈，事後我不斷思考小芳的拒

絕治療是不是因為意識到自己的身分，與不想再造成家裡的麻煩有關。如果媽媽不願意提供經濟上的來源，是不是有其他的社會資源可以幫助小芳就醫呢？而遇到這種困境的病人，難道只有小芳一個嗎？身為醫師的我們還能為他們做些什麼呢？

　　後來我沒有再回到肝外的門診，同學也在兩個禮拜後離開了肝外，沒再見過她。不曉得小芳後來是否有聽從老師的建議做追蹤治療呢？或是仍然在理智與現實間拉扯呢？我不知道生命是否如此絕對，有人天生注定順風，而有人則注定艱困地逆行。而如果一直逆著風的話，生命會如麥稈被打落在田埂間，隨時間腐化，抑或是堅強地挺直身軀，隨風搖曳成美麗的麥田海呢？

　　無論如何，希望小芳能保持著她一貫的開朗，平安健康地活下去，面對生命的種種考驗，我在內心這麼祈禱著。

127

| 教師意見 |

逆風行路，作者以寓意豐富的意象描繪出病人的處境，同時為本篇故事命名，令人印象深刻。文章以細緻描述及豐富對話呈現故事脈絡，

III 倫理內涵品質

16

還債

廖翊喬

　　陳女士，今年五十一歲，是我醫師生涯的第一位病人。我對於她的第一印象來自於她的舊病歷。這是一位乳癌多發性病灶合併多次復發，以及胸壁皮膚大面積侵犯的末期病人。從左側乳房乳癌初次診斷，陸續經歷了左側乳房全切除與腋下淋巴結廓清，術後多次的放射治療、化學治療，以及後續的乳房皮瓣重建術，總共經過了八年，把這一段漫長的病史細細讀完後，腦海裡浮出了一個意象，一秋花逢雨，凋弊而飄零。陳女士此次住院是因為化療後免疫力降低，而有肺部感染、發燒的徵象，左手有蜂窩性組織炎，此次住院已達一個月。

　　第一次去病房探望她，是在實習醫師學長的陪同下前往。陳女士住在雙人病房，房內燈光略為昏暗，窗簾拉上，外頭的陽光透不進來，床前的簾幕半掩，聽得見病人因呼吸不順而發出的喘息聲，嗚嗚噎噎地飄盪在病房，氣氛有些凝滯。拉開床前的簾幕，一位身材嬌小的中年女性坐臥在病床上，頭側著倚在立起來的床板上，雙眼緊閉，臉色十分蒼白，嘴脣乾燥，腫脹不堪的左手靠在墊高的冰枕上，另一手扶著自己的胸口，呼吸時會用力聳起肩膀，她，就是陳女士。

　　學長輕輕喊了聲：「阿姨，我們來看你了，今天哪裡不舒服？」

陳女士緩緩抬起頭，睜開雙眼，眼神渾濁，眼角一滴淚水打滾著正要溢出。「痛……」嘶啞的聲音伴隨著一長串有濃痰的咳嗽，她咳得非常用力，彷彿這樣做可以把一切的苦楚吐盡。「你們給的止痛藥都沒用……我這邊好痛好痛啊！」陳女士先是指了指胸口，忽然間開始用力搥打自己的胸口、拉扯衣服，衣服的釦子被她扯到鬆了開來，隱約我看見她整個胸部遍布著紅色、紫色的大片斑塊，表面看起來已經硬化，有許多結節狀的突起。她的情緒很激動，語氣中帶著憤怒：「以前都聽人家說得癌症會痛到想要撞牆，我現在終於懂了，裡面好多根針一直刺，刺得我都要去撞牆了！」沒有意料到病人的情緒會如此激烈，我當場愣住了，選擇沉默不語。

「阿姨，我不能再給你藥了，嗎啡吃太多會不能呼吸。阿姨，你本來就容易喘了對不對？」學長平靜地說。

「唉，我一直都在喘，從生病之後就很常喘……」陳女士的情緒似乎稍稍平復下來，但手還是用力拽著衣角。

「阿姨你本來就容易喘，如果我再給你嗎啡，你會更喘，最後就不能呼吸了。阿姨你忍耐一下，我時間到再幫你加藥。」學長繼續向陳女士解釋著。

「嗯……」陳女士彷彿洩了氣的皮球，將頭別了過去，沉悶地呻吟著。

隨後，學長靜靜完成每日例行的理學檢查，過程中陳女士沉默不語。出了病房，學長向我解釋：「那位阿姨真的是痛得很厲害，她之前做過好幾次放射治療，皮膚會逐漸纖維化，過程中會有牽扯痛；再來是癌細胞侵犯神經的時候也會疼痛。」而驚魂未定的我難以想像那是多麼劇烈的疼痛。

回討論室後，查了一下陳女士的醫囑單，發現她最近還要再打一個療程的化療。這位病人已經是末期癌症，而且有多發性的皮膚轉

移，為何還要繼續做化療？病人看起來非常痛苦，積極接受治療所帶來的副作用，她孱弱的身體還能承受嗎？她為何還待在普通病房？怎麼沒有考慮安寧治療？這樣的想法閃過我的腦袋。瞬間，我對於自己的想法起了厭惡的感覺，今天才第一次接觸病人的我，不應該在不熟悉的狀況下有太多主觀的臆測。

之後的數天，我開始獨自一個人去探視陳女士。一開始的對話僅止於詢問今天有無不適，並且做一些簡單的理學檢查，陳女士總是以簡短的句子回答我，而後閉上眼睛，手扶著胸口輕輕地喘氣，我可以感覺到她非常疲倦，近乎是硬撐著協助我進行病情的記錄。第一週的最後一天，我還是在固定的時間去病房看看陳女士，她突然向我說，她胸部的皮膚太乾燥，一直脫屑，她的手臂又腫起來，不方便自己擦乳液，希望我可以幫忙她，說著說著便逕自解開了衣服。我拿起抽屜裡的乳液，開始為她塗抹乳液。我的手輕撫著因為放療而大片皺縮、硬化的皮膚，或者癌細胞侵入造成的大小腫塊，皮膚的顏色紅紫斑雜，觸摸到左手的腫脹處時，可以感覺到局部的高溫，皮膚因發炎而繃緊，手部的活動因而處處受限——這些都在訴說病痛是如何在人體留下痕跡，剝奪了日常生活中許多簡單而確切的喜悅，然後將希望的微火扼熄。她靜靜地讓我為她塗抹乳液。突然，她拿起了擺在一旁的相機，直直地看著我的雙眼，語氣堅定地說：「醫師，請你幫我拍一些照片。我有在記錄我生病的過程。」我感到錯愕，但仍接過相機為她拍了數張照片。

拍完照後，她拿起了相機，瀏覽許多過去的照片，她傾身湊了過來，開始向我細數那些照片的拍攝時間，以及她當時的心情。很明顯地，陳女士惡化的病程在一連串的照片中一目瞭然。我想，用相片記錄自己的疾病需要很大的勇氣，儼然是一個與疾病共處的抗戰史，以及審視自己是否能夠面對疾病的進展，而不逃避殘酷的現實，她究

竟在堅持什麼？之後，陳女士像往常一樣靜靜地讓我詢問病情，我們之間的關係彷彿隔著一層透明的膜，我依然無從得知關於她的故事。

直到第二週的某一天，當我為她做腹部理學檢查時，走進來了兩位乳癌病友協會的志工。

「你還在打藥喔？不要再打了啦，你看手腫成這樣，看你痛成這樣，瘦到不成人形，我真的很不忍心。」留著長髮的那位志工輕輕拍著陳女士的手臂。

「你這樣子實在太苦了。」短髮的志工說著說著，眼淚滑落，哽咽著說：「上次你大女兒來看你，一直在哭，孩子看你也心痛……」

「我們之前談過的安寧治療，你還是不願意嗎？去安寧病房不等於放棄你。我們真的不忍心看你這麼辛苦。」留著長髮的志工握住了陳女士腫脹的手。

陳女士並沒有流淚，她只是以沉穩的語氣，輕聲地說：「我還想再努力看看，我放不下我的二女兒……」

「我們都知道你有難處，會捨不得二女兒，但是二女兒不太懂你生病的事，你希望讓她看到你這麼難受的樣子嗎？別再打化療的藥了，你希望你二女兒以後只記得你痛苦的樣子嗎？」短髮的志工一邊拍著她的肩膀，一邊拿起面紙拭淚。

「我的小孩有唐氏症，她沒辦法懂媽媽發生什麼事也沒關係，我上輩子虧欠我的小孩太多，決定生下她，就是希望這輩子能好好還債，所以我要再撐下去，你看我現在好端端的。你們都是我的好姐妹，真不該讓你們難過……」陳女士語氣平淡地吐露了她一路以來堅持的理由，支撐她走過生命幽谷的力量是她對女兒永遠放不下的牽掛。她的表情以及眼神裡蘊藏的力量，讓我想起了以前曾看過的幾本書：柳美里的書裡記錄了作者的好友東由加多食道癌末期到最後過世的過程，東由加多一直到過世之前都不曾放棄積極的治療，因為他有

非常牽掛的人，而有了非努力活下去不可的理由。陳女士承受肉體上的劇痛，為最牽掛的人努力地活著，在精神上或許更為圓滿？

　　接下來的幾天，陳女士的病情突然開始走下坡，她無法躺平否則會非常喘，照了胸腔 X 光發現肺部雙側的積液變多了，意識變得略為模糊，只能以簡單的點頭、搖頭回答我的問題，之後她常常一整天都在昏睡的狀態，我只能靜靜地站在床邊看一看陳女士便默默離開。在護理站向學長詢問陳女士的症狀，學長平淡地表示那是呼吸衰竭的開端，病程已經很久了，家屬應該有做好準備。我感到恐懼，儘管陳女士平常已是氣若游絲，但我難以想像生命自她身上抽離的景象。準備離站的當天，和陳女士的主治醫師一同查房，接近陳女士的病房時，我感到特別緊張。走入病房，映入眼簾的是同樣瘦小的身影端坐在床邊，凝重的喘息聲、疲倦的神情如同初次與秋花見面的場景。主治醫師以宏亮的聲音詢問陳女士的狀況，而她一如往常地深受疼痛與呼吸困難所苦。

　　離開病房後，與主治醫師一同走入護理站準備看些資料，這時一個瘦弱的身影急急忙忙地追了上來，是陳女士！只見她手裡拿著一小條藥膏跑了過來，「醫師，我胸部上面的紅斑可以擦這個藥嗎？」此時，我的嘴角忍不住揚起。陳女士的症狀總是反反覆覆，最近的表現著實令我擔心，我不禁納悶，是否有一條無形的繩索，以親情編織而成，將她自滑坡拉起？欸，你這次別掉下去啊，你答應要把債還完的。

教師意見

因為關心，所以人生才艱難。疼痛作為艱難的背景，卻掩蓋不了愛的串連。作者的文字運用讓故事更顯得深刻感人。

135

〈還債〉評讀

陳昱豪

　　在閱讀完翌喬的作品之後，留下一個很深刻的印象，就是在看故事的過程中，會很好奇為什麼陳女士一直堅持要做化療，儘管人已經非常不舒服，也非常虛弱，還是不肯做「安寧療護」，原來是最後的伏筆，陳女士有著親情的牽絆，讓她最無法割捨的，是二女兒！

　　近幾年來，一直不斷被討論的話題，就是「安寧療護」的問題，在見習的幾個月期間，這個原本可能被些許遺忘的話題，又再度在每一次的查房中，慢慢被揭開……。身為旁觀者，我覺得我們都會很武斷地建議病人考慮安寧療護，當然出發點都是為了減輕病人的痛苦，盡可能在最後階段緩解疼痛，讓病人能夠較舒服地離開，但就像陳女士的例子一樣，有很多病人不願安寧的原因，是我們所不能理解的，像陳女士是為了二女兒，想要盡可能活下來照顧女兒！儘管全身因為化療使免疫力下降而導致多方的疾病，但因為她對女兒放心不下，決定奮戰到底！這樣的精神令人頗為動容。這種情況我自己沒遇過，反而遇到最多的，是放心不下的家屬，常常我們遇到病人可能都表達自己已經無法再堅持下去，抑或病人無法表達但狀態不甚佳，在旁的家屬卻都不願「安寧療護」，覺得這可能等於等死，但常常聽到老師們在表達安寧療護並不是等死，而是讓病患有尊嚴地離開，免除身上許多的苦痛。當然，我們是做為一個旁觀者的角色才能如此冷靜地分析說明，如果身為家屬的話，要放下自己最深的摯愛豈是一件簡單的事！這中間牽扯的不只是「要」或「不要」這兩個選項，還包含很多的議題，如同陳女士的例子，志工就好比身為旁觀者的我們，當然我們的出發點都是為了病人好，但背後也許有更多我們不知道的故事，

並且也必須理解的事情。

　　翌喬的這份作品，刻畫陳女士這個角色的特色非常鮮明，彷彿自己就能看見陳女士一樣，文中的眾多症狀與病情，確實反映在癌症病人身上。癌症病患因為化療而免疫力不好，哪怕只是常見的致病源，在常人身上可能也只是造成小感冒，對癌症的病人來說，都可能是個大危機！見習中印象最深的，無非是在小兒血腫照顧罹患白血病的小妹妹，不知道她現在過得如何？還記得小妹妹姓葉，因為多次的化療，導致免疫力急速下降，白血球甚至剩下不到一千，任何的感染源對她來說都是一大威脅。還記得那時候要報 CASE 的時候，葉小妹妹的病歷厚度之驚人，拆成了十幾本，翻開住院記錄，幾乎三天兩頭就住院，一次也都住院好幾十天，可能才剛剛復元出院，又馬上因為另一個感染而再度入院，每次去看葉小妹妹，她都是靜靜在寫功課，不禁又想，小妹妹應該很渴望跟平常的小朋友一樣快快樂樂的上學，這樣幾乎都是以醫院為主的生活，想必小妹妹內心頗為苦悶，最後我並沒有跟小妹妹深聊，她似乎也習慣了兩個禮拜就換掉的見習醫生，不過很開心的是，儘管小妹妹的病情反覆，她沒有放棄自己，讓我看到了一位勇敢的生命鬥士。

　　在醫院看到的，是我們在外頭所見不到的世界，有很多我們不知道的事物，也許沒跑過小兒血腫，我不會知道這個世界的另一角是這樣，也從他們身上看到自己的幸福，進而讓自己更懂得知足。

137

17
皮球

蕭文秋

　　我遲到了。抓著白袍急急忙忙衝進醫院門診區，醫師的診間號碼已跳到四號。戰戰兢兢地敲了門，打開——迎面拋來一顆七彩皮球。銀鈴般的聲響清脆俐落地劃過門診區的種種哭鬧、呢喃、咳嗽、怒罵、哀聲、嘆息，也劃過時間之河，在這一秒鐘與下一秒鐘之間，留下短暫的永恆。我愣了好似有一世紀之久，皮球撞上，來不及反應的雙手、掉落、滾回敏敏腳邊。「學妹，去幫她做理學檢查。」我習慣性地用乾洗手液洗手，診間立即瀰漫一股人工香味，好似空氣也被消毒過，不帶任何微生物般，太乾淨到令人感到不適。手揮過敏敏面前時她皺了皺鼻，模樣很可愛。她的臉頰圓潤，一雙眼睛又細又彎，笑起來如新月般掛在面龐上；頭髮繫成雙辮，髮絲收得乾淨整齊，套著粉色的髮束，上面各有兩枚橡膠製的草莓圖案。

　　「你這個，好可愛唷！」敏敏好像沒聽懂我說什麼，就只是一股勁地笑著。

　　我看著她燦爛如陽的笑容，隱約覺得有些異常，像是一位水手在他視線最遠處看見一抹灰黑的雲，似有若無，心裡有些疑惑。也許只是一位發展遲緩的兒童吧。檢查最後，我攤開敏敏的手，打算給她

一枚貼紙，卻看見那朵雲明確、不可抹滅的存在。1、2，1、2、3，
1、2、3，1、2、3，1、2……？

第一天來小兒科報到的時候，高雄仍是盛夏的光景。人行道旁
的紫荊還不見任何秋天的花架，一片翠綠，反射著南方的艷陽。陽光
穿透厚重的玻璃窗斜斜射入，給窗邊的數臺儀器鑲上了金邊。這樣
的景色讓冷冰的中重度病房多了一點溫暖，讓裡面十幾位寶寶們每天
下午都能追隨著金邊在光影裡悠遊。小禎的位置恰好能看見窗外最美
的風景，我常在她的床邊逗留，假借翻閱病歷之名，貪戀那一格方窗
的世界。但，如果小禎懂事了，也許會認為那樣的光影其實是悲傷的
吧！會客時間，我起身離開，空出的位置始終期待有親人來占滿，小
禎一定比我更期待。

盼了一天、一天、一天……，終於來了一對老夫婦。我在護理
站悄悄觀察，看見一個身型矮小、眉頭深鎖的老婦人，她是小禎的外
婆。站在一旁的便是外公了，表情與老婦人一樣，好似剛才與人吵過
一架，臉上怒氣猶存。過了一會，主治醫師進來了。主治醫師帶著我
上前向家屬解釋病情，「解釋病情」這四個字怎麼看、怎麼念都是死
板板、冷冰冰，但細想，這四字背後將給予他人的沉重，豈是一位醫
師所能擔起？

「現在是怎樣？」小禎的外婆雙手抱胸，十分防衛。

「是小禎的外公、外婆嗎？我是主治醫師陳醫師。是這樣的，我
們發現小禎有些基因上的問題……」

「什麼問題？」不等醫師說完，外婆立刻打斷。

「小禎身體裡的 21 號染色體，與其他人比起來多了一條，也就
是我們所說的唐氏症。」

「你怎麼能確定？」

「當然，看外表的話，一般人可能會覺得沒什麼異常，但小禎確

實是有些地方與一般人不太一樣；另外，我們做的染色體檢驗也顯示……」

「你確定嗎？你確定你沒有錯嗎？！」外婆的聲音越來越大，一旁的外公阻止她再講下去。

「醫師，唐氏症是智障嗎？」外公語氣稍緩和地問道。

「唐氏症的孩子他們的智力通常會比一般人略差一點，但現在的社會有許多機構，都會幫我們教導唐氏症的孩子，讓他們以後有謀生的能力，能夠自己生活。」醫師慢慢解釋。「其實唐氏症的孩子除了智能方面之外，心臟等其他方面也很容易有問題。小禎很幸運躲過最棘手的心臟病，她只有甲狀腺低下的問題，而這是可以服藥治療的。你們可能會問『怎麼會生出這樣的孩子呢？』其實，唐氏症的孩子大約每八百到一千個就會有一個，小禎的媽媽年紀比較大，生出唐氏症寶寶的機會是比較高的。通常產前我們都會做一些檢查來避免，但小禎媽媽的年齡剛好是不強制檢查的上限。當時沒有檢查，如今孩子出生了，她也是個生命，雖然比較弱勢，但我們可以想辦法幫助她。社會上有很多資源可以協助你們，也有許多唐氏症寶寶的家庭都彼此互相幫助、交流……」

「你話這麼說，是叫我們負責嗎？怎麼不叫男方來養？她媽媽既是未婚，又失業，我們養不起啊……」小禎的外婆再度打斷醫師的話，語氣激動，她哭了。

其實小禎在出生之前，是兩個家庭搶著要的掌上明珠。雙方並未成婚，但都想爭取這個孩子的扶養權。當小禎出生被診斷出異常之後，就再也不見任何一方來探望小禎。只有外公、外婆，以及他們眉間的憤怒、眼裡的哀傷、肩上的無奈。她就像顆皮球，父親踢給母親，母親丟給祖父母，祖父母想把她留在醫院，丟給社會。我望著小禎和她祖父母的身影融入窗外那片由橙轉紅再轉紫的霞裡，周遭的聲

141

音漸漸淡去，只見小禎祖父母的面容扭曲，憤怒的嘴無聲地一張一合，而陳醫師的臉也越來越顯疲憊不耐。唯有小禎，仍然甜甜地睡著，呼吸緩慢而均勻。看著小禎外婆臉上掛著兩行淚、眉間的怒氣一絲不減，緊抱胸的雙手微微顫抖，起先我感到憤怒，後來是同情，最後是對人世間這令人無奈的親情悲劇感到哀傷。換個角度想，他們真是在推卸責任嗎？他們面對的是掙扎、煎熬、困難的人生抉擇。我憑什麼評斷他們？

今天稍早，我到新生兒中重度病房跟隨另一位醫師做腦部超音波檢查。從上週起換到了另一個單位，很久沒看見小禎了。小禎的床位也不再是擁有全病房裡風景最美的那一處，而是另一頭無窗的角落。床位的更動是隨機的，但對每一個躺在病房裡的小寶寶而言，將來要面對的人生也是隨機安排的嗎？是誰安排的呢？窗外看見紫荊的樹冠已隱約有些花苞，也許再下過幾場雨、再冷一遭，那如秋冬晚霞般紫紅色的花朵便會紛紛綻放。到時將映著夕陽金光，搖曳在今年最後一股南風裡，告訴我們：天涼了，回家吧。但無論如何，小禎從來沒有，也再也沒有機會與她的親生父母一同回去那個與她無緣的家。

下午，我遲到了。開門進去診間發現醫師正與病患的家長閒話家常，像是認識多年的老朋友般。看診結束時，家長說想和我們拍張照——「敏敏最愛拍照了！」家長這麼說，並摟住敏敏給她輕輕的一個吻。照片裡敏敏歪著頭，露出她那永遠燦爛如陽的笑容，好似她是全世界最幸福的唐寶寶。「好了敏敏，回家啦，記得跟醫生說掰掰！」「啊，球忘了——」我拿著皮球走出診間，候診區所有氛圍再度襲來。憤怒、無奈、哀傷、煩躁、無聊、不耐……候診人數尚餘五十四位，下午兩點鐘，十月。我看不見醫院外頭是否有藍天，藍天之下是否吹著和煦的秋風；看不見紫荊開花了沒，看不見那些短暫來去的小病人，他們走的是什麼樣子的人生。

| 教師意見 |

牽動人的哲學思想，擁抱著走入醫者與人的柔軟心。

〈皮球〉評讀

余安立

　　文中皮球在診間亮相的那一刻，腦海中頓時充填一片粉嫩，將我從不斷充斥著咳嗽聲的血液腫瘤內科病房，帶進了貼滿小動物塗鴉的兒科門診區。每每經過小兒科病房，總是能被病房多彩的裝飾和明亮溫暖的護理站氛圍所吸引，在內科部見習了近三個月，到床邊看過無數虛弱、滄桑、垂垂老矣的病人，我一直在想著接近期末時，終於能到小兒科見見希望，見見生命力，卻沒多想孩子們也有屬於他們的仗要打。

　　文秋的〈皮球〉一文寫得流暢，文藻優美、敘述生動卻又不流於矯情，著實是一篇佳作。文中使用了彷如譜曲一般 A-B-A 的架構，分別寫下敏敏和小禎的故事，並以「皮球」貫穿全文，使得整篇作品很有整體感。敏敏的七彩皮球和小禎一家的皮球寫出了兩個唐氏症寶寶、兩個境遇的極端。開頭處文秋用了相當長的篇幅描寫敏敏可愛惹人憐的模樣，以及一舉一動：圓潤的臉頰、又細又彎的雙眼、以有著草莓圖案的粉色髮束收得乾淨整齊的髮絲……，我們在文字的引導下也將敏敏看得仔細，不自覺也喜歡上這個笑容燦爛的小東西；反觀小禎，我們只看到慷慨地讓陽光灑入、有著美景、令人嚮往的那格方窗，以及窗邊無數被秋陽鑲上金邊，卻仍舊冰冷的大量儀器，我們或許在經過時多瞅了小禎一眼，卻沒有多留意，小禎就像其他小兒加護病房中的孩子們，只是我們手中病患清單上的一只病歷號碼。就連文章外的旁觀者都對這兩個孩子偏了心，使得小禎的命運更顯多舛。

　　「床位的更動是隨機的，但對每一個躺在病房裡的小寶寶而言，將來要面對的人生也是隨機安排的嗎？是誰安排的呢？」文秋在文章中提出了質疑與反思，替讀者問出了我們的心聲。我不禁想起這週在

血液腫瘤科看到的病人們：二十一歲的誠翰兩年前接受骨髓移植，控制住了讓他常跑加護病房的白血病，今天在診間裡靦腆地跟醫師分享他和女朋友到臺北玩的合照；三十二歲的倩如去年被診斷患有非霍金氏淋巴瘤時已經有腦部的轉移，她選擇不接受會讓身體虛弱不適的化療，決定出院和家人共度並享受人生最後的時光，直到這週病情惡化住進血液腫瘤科病房，她告訴媽媽要勇敢，她沒有不舒服，只是想睡覺……。誠翰和倩如的命運也歷經重重考驗，但他們有機會賭一下自己的未來，選擇自己的人生；病床上的小禎對自己的人生卻無法做任何決定，她無力反抗，只能任憑家人們像處理燙手山芋一般推來推去。

文秋在文中也成功跳脫成見的束縛，站在小禎家人們的立場發想，使得文章不置落入俗套。我們在苛責他人時常會忘了檢視自己，有時我不禁懷疑自己是不是能夠像敏敏的父母一般全心全意地愛一個有缺陷的孩子，若是自己都做不到又如何以一個旁觀者的角度，手叉著腰、歪著嘴，尖銳地要求小禎的父母與外祖父母無條件接受這個弱勢的小生命？

「我看不見醫院外頭是否有藍天，藍天之下是否吹著和煦的秋風；看不見紫荊開花了沒，看不見那些短暫來去的小病人，他們走的是什麼樣子的人生。」文秋在文末下了這樣的結尾，發人深省，擲地有聲。最後小禎究竟何去何從？離站後的我們終究不得而知。但在未來行醫的道路上我們還會再遇到幾個敏敏、幾個小禎？我們又該如何面對自己與他人交付予我們的生命？勢必將會成為我們一生的課題。

18
回家
邱俊霈

郭伯伯是我在心臟外科見習的基礎照護病人，高齡七十八歲離婚的他有著瘦弱又單薄的身軀。第一次看見他是在心臟外科的病房，正由其他區域醫院轉到我們中心。原因是 TEVAR（血管腔內主動脈瘤修復手術）因嚴重的血管鈣化問題失敗，而轉往本院做進一步處理。後來，又在 CT 影像上發現他患有胸主動脈瘤合併 acute compartment syndrome（急性腔室症候群）導致的胸悶和呼吸急促的問題，在腦部 MRI（核磁共振攝影）也發現小腦有血塊中風，導致他目前步態不穩和暈眩的情形。

「你好，我是這兩個星期負責照顧你的實習醫師，今天你有任何不適的問題嗎？」我用不算流利的臺語盡力和我的病人溝通。

不待郭伯伯回答，旁邊一位女士便如錄音機一樣，說著老先生血壓如何，這幾天的進食排泄，還有夜間不易入睡等等的問題。

後來得知郭伯伯的子女自從轉院過來之後一直都沒有來看過他，一直以來都只有這位看護女士在他的病床邊。

郭伯伯因為行動不便，起身時需要人扶，因此我便協助他坐起身來。

雖然他已經口齒不清，但我還是可以明白他說話的內容，主要抱怨之前為他施行手術的醫院沒有為他處理好手術傷口，讓他不時隱隱作痛，又抱怨因為尿道結石，小便時總是帶著疼痛的問題。此外他不斷詢問我，他何時可以出院回家。當然，身為一個實習生，我只能如實記錄他的問題，卻不能給他任何答案。

儘管，身體上有不少病痛。他還是很感激地向我說：「醫生，謝謝你。」

回到護理站我翻閱著剛才厚厚的一疊病例，想要了解他過去的病史。在住院的病歷上寫著「與家人同住」，跟我剛才在病房詢問他的時候說的一樣。可是為什麼他的家人都沒有過來看他呢？我心裡不免有這樣的疑惑。

在往後的每一天，我都會早早到病房看郭伯伯，陪他聊聊天，雖然他每天都會告訴我他的情況好多了，但我還是擔心他的血壓總是高低起伏得很厲害。在談話的過程中我得知他有兩個兒子和一個女兒。他年輕以來就一直務農，把小孩子拉拔長大。他告訴我，他的兒子和女兒現在都已經成家，在大公司工作又賺了多少錢，諸如此類令他覺得驕傲的事情。只是，他從來沒有提到他的太太。由於我已經在病歷記錄上知道他離婚了，所以他沒有和我聊，我也就刻意不提。我不經意地問他：「你的兒子或女兒有過來看你嗎？」他只是淡淡地說：「我的子女們要上班很忙、很忙……」雖然我心裡想著：「再忙，也應該來看看病重的父親吧！」然而，聽著他說的話，我也只是點點頭微笑……。

回到討論室，我和老師討論郭伯伯的病情，和第二次開刀的可能性，但以郭伯伯目前嚴重的血管硬化問題，很難找到一條合適的血管做 TEVAR，預防胸主動脈瘤破裂的可能性，只能再評估觀察。以郭伯伯的病情，嚴格的血壓控制是絕對必要的，目的是為了避免發生

主動脈瘤破裂那樣九死一生的危險情況。

在接下來的日子，郭伯伯都不斷向我表達他想出院回家的意思。而在最後一次 MRI 的報告也指出，為避免腦部再度發生出血的危險，目前不適合再度進行 TEVAR。因此，老師決定先觀察郭伯伯幾日，之後再讓他出院，轉到門診做追蹤。

或許是得知自己快要可以回家了，在病房裡郭伯伯總是顯得比較開朗。他告訴我他很想回家看他的果園，很想再回田裡種植。其實我真不知道以伯伯現在的身體狀況，他是不是還能回到他的果園裡。一直都不見他的家人來，因此我忍不住問起關於他太太的事。起先，郭伯伯只是淡淡地說他在十幾年前就離婚了。後來他又緩緩地說道：「我以前比較年輕的時候，脾氣比較不好，有時候喝了一點酒就會對子女動手腳，我老婆常常為此和我吵架，有時候我氣在頭上，就常會動手打了她。」

「唉，現在想來都是我自己不好，好好的一個家被我弄散了，我的孩子在家裡也不會主動接近我，一直對我很冷淡。或許我老婆真的是對我絕望了吧！真沒想到我們十幾歲結婚一直種田養家熬過來，最後竟然會跟我離婚呢！」

雖然郭伯伯說起話來很不清晰，但我依然可以清楚感覺到他內心的懊悔。聽了郭伯伯的故事，我緩緩問他：「那麼出院以後，你是和家裡的人住在一起嗎？」

「是的，我和我的大兒子和媳婦一起住在家裡。」

「可是小兒子和女兒結婚後搬出去住，就再也沒有回家看我。」

談到他的子女，郭伯伯臉上又露出難得的笑容，只是就如他之前所說，不知道現在他的孩子們對他們的父親是不是一樣冷漠，不知道他們是不是已經知道，他們的父親已經非常後悔過去對子女妻兒家暴的過往。我也可以感覺到他對小兒子和女兒非常思念和掛心。

149

「阿伯，你現在不要想太多，你要把血壓控制好最重要。」

身為一個不相干的外人，聽了這麼多阿伯的家務事，我也只能這樣子安慰他，但我仍然盼望他的子女會來看望他。

在郭伯伯預定要出院的早上，我一早便到他的病房去，希望他能多多保重。一進到病房不見平時照顧他的看護，而是另外一位少婦，詢問後我才得知，是郭伯伯的大媳婦。這時我看見郭伯伯躺在床上緊閉著雙眼，並沒有要起身的樣子，和平時他一見到我進病房就會要看護扶他起身的樣子不太一樣。

「阿伯，你今天要出院回家了喔，要按時吃降血壓的藥，和回來門診追蹤喔！」我帶著微笑在病床旁邊這樣向他說著。可是，郭伯伯對我所說的話沒有任何回應，只是緊閉著雙眼翻過身繼續躺著。

我轉過身向他的媳婦說：「回去家裡請記得要叮嚀你的公公，要按時吃藥控制好血壓喔！」

少婦對我所說的話猶豫了一下，只是低著頭玩手機遊戲，然後緩緩對我說：「這個嘛，我想『安養院』的看護應該都會注意的啦！」從我進去病房到離開，她始終沒有抬頭看我一眼。

頓時，我才明白，郭伯伯並沒有能如願回家，也許也沒能回去看看他的果園，雖然他的子女到最後我都沒能見上一面，我心裡總是盼望郭伯伯能留在自己的家裡和家人同住。也許，這是為什麼平時都會和我多聊一會的郭伯伯，對我今日的來訪毫無反應。回家，和家人一起生活，只是他現在的小小心願，卻又無法實現，所以難掩心裡的落寞吧。

在等待安養中心的人來接他之前的這段時間，我回到護理站完成我的例行病程記錄。尚未熟練的我笨拙地完成病歷記錄。我起身回到郭伯伯的病房，希望在他起身要離開的時候，向他道別並請他保重。然而，進到病房映入我眼簾的，卻只有空蕩的病床和透過窗簾搖

曳的陽光。

　　郭伯伯是我第一個照護的病人，他很懊悔過去年輕時對家人的暴力相向，不知道……他現在回家了嗎？

┤教師意見├

在忙碌的醫療場景中，經由作者的筆，仍讓人看到平淡、無奈，卻又觸動人心的人生故事。

〈回家〉評讀

蔡育瑾

隨著年紀越來越大，便會發現人生有許多形形色色的故事，進入醫院的時間越長，越能夠發現——醫師是最多人生故事的聆聽者。

故事裡的郭伯伯由於 TEVAR（thoracic endovascular aortic repair，腔內覆膜支架植入手術。腔內覆膜支架手術是將腔內覆膜支架〔由金屬結構支撐的合成纖維直型人造血管〕直接植入主動脈受損的部位，而無需以手術切開主動脈或切除其任何部分）失敗而轉診到醫學中心，醫師在照護的過程意外發現沒有兒女來探望，同時在每日例行的巡房中，了解他過去年輕時的糊塗，以及現在渴望回家的願望。

回家是一個再卑微不過的心願，可是對郭伯伯和醫院裡的眾多老年病患來說，卻是最奢侈的想像，許多人由於病程的關係而再也無法離開醫院，但有更多的人像郭伯伯一樣，因為沒有家人、家人無法照料、不願意照料或者其他不知名的原因，而必須前往安養中心，但是以醫師的角色，在病患出院之後的社會支持體系卻幫不上任何忙，只能在住院期間向社工體系謀求協助，而在家人後續的照護部分，醫師更是無從置喙。

郭伯伯年輕時因嗜酒又家暴，而疏遠了自己的兒女以及妻子，年老之後子女們對待他的態度或許無可厚非，但對於照護病人的醫師來說，或多或少都有一些不忍；在一開始見習的時候，我也曾經遇到一個病人，食道癌已經進入第三期，照護的家人始終只有他的大陸籍配偶，他膝下有四個孩子，但據他表示已經二十幾年沒有見面了。

這樣的故事在醫院中層出不窮，但第一線的醫護人員平時除了照護病人之外，很少有時間深入了解每一個病患的家庭、建構對病患

有益的支持體系，而醫院的社工單位人力又相當缺乏，只能針對嚴重經濟弱勢的病患加以介入協助，而現今的安養單位又水準不一，照護品質實難預料，同時每一個家庭他們背後的故事也不是盡為人知，也不應該禁止家庭將老年人送至安養機構，只能期許我國可以將安養機構的管理辦法制度化，讓我國安養機構可以和北歐一樣，同時，加強社會福利，讓有心照料老年人的家庭，可以減少一些照顧上沉重的經濟負擔。

對於這樣的問題其實很難在短期之內做出有效的改善，做為一名醫師，只能在有限的時間裡，努力了解每一名病患除了病情以外的故事，對於每一個故事，想辦法讓每一個故事的主角──也就是我們的病人，可以在有形以及無形的層面都得到最多的幫助，如此一來，虛無飄渺的全人醫療才有真正實現的可能，雖然依照現行的醫療環境，為了要因應評鑑、升等等乏味事項的時間太多，但或許只要每個人都能懷抱屬於自己的烏托邦夢想，未來有一天，我們理想的醫療環境終會來到。

19

主動脈剝離的人生

韓政達

　　之後，陳先生再也沒有工作過了。動脈剝離帶來的後遺症使他的腳開始萎縮，走路也不再像本能一樣簡單。生活對他來說再也不是和以前一樣。保住一條命，卻換來多年來的行動不便、生活不能自理與後續的多次手術與住院。如果陳先生有選擇的機會，他會選擇這樣的生活嗎？或許他也沒有選擇的機會。

　　我們走進了他的病房。

　　光線不是很亮的房間裡，為了區隔出個人空間，藍色且略陳舊的拉簾紛紛拉上，隔開一床床的病床。即使如此所有病房裡的聲音仍是毫無隔閡地恣意穿過布簾。嘆息聲、聊天聲、儀器聲的單調頻率一波又一波地在這房間裡傳遞。

　　身形單薄留著灰白平頭的陳先生坐在床沿。明顯又好認，在最靠近門口的這一床。每一次從走廊經過都可以看到他坐在床邊向著外面，雙手抓著床沿，雙腳盪來盪去。像個孩子坐在搆不著地的椅子上一樣，不時帶著混濁痰音的咳嗽。眼眶略為深陷但卻有著清亮的眼神，天氣還未涼就已穿著夾克與長褲。旁邊站著一位身材瘦弱穿著藍色牛仔褲的中年女子，留著簡單整理的短髮和憔悴的神情，正拿著保

溫杯要餵他喝水。

簡單表達來意後，陳先生很乾脆地答應與我們聊聊他的病情。

「請問陳先生您為什麼會來住院？」

「就是一直喘不過氣，沒辦法呼吸。醫生說我這是心臟的問題，吃藥沒用，要開刀才會好。」

「是什麼類型的喘呢？」

「感覺一直不能呼吸，坐起來才會好一點，沒辦法躺下，晚上也不太能睡。」

「他本來好好的，誰知道前幾天突然變成這樣。」陳先生的太太說。「這個吃藥都沒辦法嗎？一定要開刀嗎？」

「這個部分可能要跟老師討論才知道，我們也不能講該怎麼做，陳先生之前有什麼疾病或是家族的遺傳疾病嗎？」

「我這個就是動脈剝離啊！以前是有高血壓，年輕時候也不懂，反正也沒有什麼不舒服的地方。大概八年前，有一天突然胸部很痛，好像刀割一樣。到醫院醫生說是主動脈剝離。那時候黃醫師說我這個動脈剝離一直裂到左邊大腿的動脈，一定要開刀，要放什麼人工血管，就去開了。開完刀之後你看我的左腳都萎縮掉，也不能走路。本來以為開完刀就沒事了，結果過了幾年又開始胸痛，後來去檢查又說有動脈瘤，又再開了一次。一年前主動脈又剝離，又開刀。前陣子右手血管阻塞又來開刀。你看這邊放的導管還沒拆掉。」原本呼吸不順的陳先生，反而滔滔不絕地說起就醫經歷。

陳先生的太太接著說：「他以前是做建築的，生這個病以後也沒辦法做，只能待在家裡，而且三不五時就要到醫院，也沒辦法去哪裡走動。實在很辛苦。第一次開刀的時候孩子還小，我一個人醫院家裡兩頭跑啊！後來真的沒辦法，只能要求一定要出院回家，不然小孩沒辦法照顧。不過奇怪，那時他回家之後反而好多了，所以有人說不要

在醫院待太久，有很多細菌，還是那個磁場不太對。」

和陳先生繼續聊了些平常的生活之後，我們就離開了。

走出病房之後，同學間不禁露出不可思議的表情，通常一次主動脈剝離開刀已經很嚴重了，陳先生一個人就開了這麼多次。我們找到 CR（總住院醫師）學長想問個清楚。

「陳先生這個病人很特別！」CR 學長邊苦笑邊說。

「我記得他有開過主動脈剝離、動脈瘤、血管繞道、周邊動脈阻塞，我們心外能開的刀他都快開完了，能換的人工血管也都換了。有興趣可以去看手術記錄，只能說他是難得一見的病人。他這次住院是因為呼吸困難，呼吸困難大概會有幾個原因。陳先生主要是因為心臟功能太差的關係造成肺積水，所以心臟功能不改善的話，肺積水會越來越嚴重，最後可能就無法呼吸。這次住院是準備要幫他換人工瓣膜，看能不能有改善，如果沒有變好的話，很可能就只能等換心。」

「人工瓣膜真的有幫助嗎？」

「換了也不知道會不會好，只能試試看。沒辦法！很多時候我們能做的也不多。說實在的我們接下來也不知道能幫他做什麼。能不能過這一關，只能看他自己的身體。」

後來，陳先生因為肺部的感染，只得延遲手術，繼續住院治療肺部感染。

日子過得很快，我們早已換了幾科見習，一天偶然經過心臟外科病房時，又見到熟悉的陳先生坐在床邊。

「怎麼還沒出院？」

「明天要出院了。」

「恭喜你啊，開刀結果還好嗎？」

「還沒開，我已經住院太久，健保規定現在開刀變成我要自費負擔三成。我哪有那個錢啊，只能先出院過一陣子再回來開刀。」

157

陳先生就這樣出院了，可是過一陣子他還是得回來醫院，努力為了繼續活下去而奮鬥。

很多時候我們沒有選擇，像陳先生一樣，他好像也沒有選擇，只能接受我們為他安排的處置，即使我們也不確定有沒有幫助。我們的白袍好像代表了希望，但是過去我們曾在肺炎的面前毫無招架之力，在鼠疫肆虐時無能為力，我們曾用未消毒的刀切割病人嘗試治療，我們也曾以為用滾燙的油去消毒傷口是最好的做法。從現在回頭往過去看，或許我們身穿的白袍更像是死神的披風。也許在數十年後我們的後代也會用同樣的眼光看著我們？如同我們不敢相信過去的外科醫師能夠不經消毒就進行手術一樣。可能在更多年後陳先生的病可以很簡單地治癒。只不過現在的他只能面對一次接著一次成功的手術和一次接著一次越來越糟的身體狀況。很多時候我們自己也很想知道，為什麼做了這麼多對的事，得到的卻是不對的結果？我們能做的好像很多，但是真正有幫助的卻又很少。我們在無數的失望中懷抱最後的希望，希望有一天我們的病人會好轉。

南臺灣的陽光依舊炎熱。我走出醫院坐在路邊，看著車輛穿梭，人們來來往往。我不禁想起魏瑟爾（Elie Wiesel）在《夜》（*La Nuit*）中所說的：「在眼見了這麼多悲慘的事情之後，我不再能相信這世界會有上帝的存在。然而我卻不自覺地對著我不再相信祂存在的上帝禱告，這些悲傷的事情能不要再發生。」

▕教師意見▏

雖然在故事鋪陳上較為貧乏，人物角色刻畫普通，但具有倫理反思的內涵。

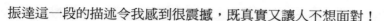

振達這一段的描述令我感到很震撼，既真實又讓人不想面對！

醫療在進步，但是對醫生而言，機器背後是隱含更多的人性難題。曾經在網路上看到一個醫師回想起多年前一位七歲小男孩，肺炎雙球菌敗血症、急性腎衰竭，四肢全部黑掉，「你只有兩個選擇，一個是四肢剁掉繼續救，另一個是葉克膜關機讓他走。救？還是不救？我坐在辦公室想了一整晚，第二天他就走了，那種情況要救就要當機立斷，不過他四肢都沒有了，就算是救起來，下半生怎麼辦？其實經過那麼多年，真正的答案我還是不知道。」就如文中所提：

> 很多時候我們自己也很想知道，為什麼做了這麼多對的事，
> 得到的卻是不對的結果？我們能做的好像很多，但是真正能
> 有幫助的卻又很少。我們在無數的失望中懷抱最後的希望，
> 希望有一天我們的病人會好轉。

雖然這常常在臨床中無法預期，也往往某些時候令人失望。

在一篇報導中，聽到柯文哲醫師談到一次他在加護病房與一位心臟外科醫師的對話，和振達所描述的狀況有異曲同工之妙。柯醫師說：「這位病人快死了。」那位醫師看了看說：「可是他心臟跳得很好。」「我說這病人快死了，他卻只看心臟。另外有個八十幾歲的病人心臟開刀，後來腳黑掉，左腳先鋸，右腳後鋸，然後從下面鋸到上面，我說：『饒了他吧，你們在幹什麼？』他卻說：『這個心臟跳得很好，要繼續拼。』」柯醫師說這就是臺灣醫學專科化太過度的問題，很多專科醫生都已經沒有辦法看到一個「人」。這不正是振達這篇文章背後想表達的沉重反思嗎？

邱泰源醫師曾表示一個大觀念：全心照顧病人與家屬，說起來很容易，但是曾幾何時，我們的專業忙碌已忘記了這一部分，抑或

是我們盡力做，但是換來的卻是大環境的敵視。但是在末期醫療這一塊所提的觀念卻和振達想表達的有一些微妙的呼應，據統計：末期病患在最後一個月要面對平均九點一個症狀，每一個都可以擊垮病人的生存意志，因此「用心照顧病人與家屬是非常重要的」。而其中「溝通總是關鍵」，邱泰源醫師在他的文章中也引用醫學之父的話表示：「希波克拉底（Hippocrates）二、三千年早就告訴我們，不是每一個病人都可以治癒，但是我們要常常解除病人的痛苦，要常常讓病人與家屬安適。」是啊！安適就是一種不管所處環境如何，都很平安且滿足的狀態。

往往我們戰到了山峰，才看得到山後的風景，但生命的意義與身為醫師的職責卻往往沒有這麼多時間讓我們慢慢訓練，很謝謝振達的這一篇文章，寫得真的很棒，真實中卻又不失細膩的溫柔筆觸，雖然身為基督徒的我，無法體會最後一段的描述，但是如同他作後的註解魏瑟爾在《夜》中所說的：「在眼見了這麼多悲慘的事情之後，我不再能相信這世界會有上帝的存在。然而我卻不自主地對著我不再相信祂存在的上帝禱告，這些悲傷的事情能不要再發生。」我之所以選擇後醫，就是希望哪怕自己的影響力很小，也盡我所能使美好的事發生，同時期待人性中堅韌的一面。

162

20
靜風

陳銘貴

1

「阿嬤！」

四年前，我的外婆因為肺炎住進加護病房。那時，不知道是否算是幸運，我剛好放暑假，可以回家看她。

我從來不知道我父親的父母或兄弟姐妹是誰，看也沒看過，所以自然而然外婆變成了我們的「阿嬤」。阿嬤在我大二那一年摔倒，住院一陣子就患上院內感染性肺炎，等到我回去看她，大部分的肺部也已經硬化了。

四年後的今天，我終於踏上了見習之路。穿上白袍踏進醫院的第一天，總覺得很不自在。腦中充滿了疑惑，我到底能不能觸碰病人？我能不能問診？會不會不小心侵犯隱私權？無論如何，我還是硬著頭皮訪問病人。

「你好！我是……」

「你是誰？」

「喔，我是陳醫師的見習醫師，我姓陳。」

或許是膽怯的語氣把自己的信心消磨掉了，病人似乎不太願意

向我述說病情。於是，我便鼓起勇氣，希望能夠藉此掩蓋自己的忐忑，好像很有自信似地自我介紹。

「你好！我是陳醫師的實習醫學生！」這聽起來有架勢多了！病人聽到之後，馬上坐起來讓我檢查、問診，就是有一位病人，從頭到尾我都只看過他點頭或搖頭，偶爾可能會聽到他微弱地「嗯」一聲。

2

「阿嬤！阿嬤！」

這位七旬的吳老婆婆，是個惡性肝腫瘤的患者。雖然已經開刀切除肝臟，但始終沒有因此痊癒。住院後全身而退，對她而言，可能是種奢望。

吳老婆婆身型偏瘦，除了肚子因脹氣而鼓起來之外，她的臉頰消瘦、頭髮稀疏、皮膚泛黃。從理學檢查的結果來看，是個非常典型的肝病病人。她的精神狀態也逐漸變得不穩定——可以半夜不睡覺，白天又不停地睡。

3

四年前的暑假，我一下機場就立刻趕去醫院看阿嬤。她躺在床上，以極微弱的氣息，用福建話說了一句「烏豬仔」。這是我小時候阿嬤為我取的小名。這句「烏豬仔」，是我聽到阿嬤說的最後一句話。從那天起，她連說話的力氣都喪失了，做了氣切之後更不用說。

「Why is it still so low one?」

我媽看著儀器上顯示的血壓跟心跳嘆著。阿嬤在加護病房的病情像過山車那樣，一會好一會差。我們每一天都帶著「炒股票」的心情看著儀器上的數據。

那時的我，少了數據的枷鎖，對著的是活生生的病人和親人。

如今，每一天去探望吳老婆婆，第一件事總是先把床腳的記錄板拿起來看，然後看看結膜是否蒼白、鞏膜是否泛黃、肚子脹氣的情況如何等。病人，已不再是個單純的生命體，而是數據加上肉體的組合體。或許，這就是我們職責的所在。有多少的醫生，在經歷了無數的診間與刀房之後，還看得到「人」的存在？

吳老婆婆的家屬不常來探望她，或者可能他們探望的時間不是我們見習的時段，所以很少遇到他們。照顧吳老婆婆的看護非常細心，她把吳老婆婆當成自己的母親看待，若不是她穿著制服，我可能真的會以為她是女兒。吳老婆婆的病情，幾乎都是看護阿姨告訴我的，就連她的家族史也是從看護阿姨那裡得知。吳老婆婆有兩個兒子，一個女兒，丈夫跟她的年紀差不多。

有一次，我在門外就看到她的丈夫在裡面，在欣喜若狂兩秒之後，我卻步了。我盼望甚久與吳老婆婆的家人見面，以得知她更詳細的資訊，但在遇到這一大好機會之時，我停下來了。至今，我都不敢直接面對病人的家屬。究竟是臺灣病人的家屬惡名昭彰，還是過往的經驗攔住了我？

那年，我的阿嬤因為跌傷而住院。她的兒子們始終認為阿嬤因跌傷膝蓋，而最終在加護病房往生是非常不可思議的事。他們後來聯合起來，威脅該私人醫院，結果，醫藥費只要付一半──一百萬臺幣。病人、病人家屬以及醫療人員之間的信任一旦瓦解了，就不用再談仁心仁術了。醫生只是讓疾病痊癒的工具，而病人，是我們醫師的搖錢樹。家屬的形象在我心目中，變成了惡魔。

4

星期五的清晨，空氣中有一絲絲的寒意。我帶著愉快的心情，等待當天的離站。

帳號：PXXXXXX ／密碼：applepie

上禮拜才學會用病歷系統，如今變得如此駕輕就熟。可是，為什麼病人名單上沒有吳老婆婆呢？吳老婆婆的病情從前幾天開始的確有惡化，是典型的肝性腦病變。不對啊，不是已經有給予 lactulose oral solution（乳果糖口服溶液）和抗生素控制病情了嗎？也沒有出院記錄，她到底是去哪兒了？

那天，除了忙著做作業之外，都有一直在追蹤。吳老婆婆始終沒有回到病房，也沒有出院。

「學弟，你還記得那位吳老婆婆嗎？」

「記得啊，我到現在還不知道她去了哪裡。」

「她那天因為病情惡化，住進加護病房沒多久就 expire 了。」

Expire

verb

1.[no object]（of a document, authorization, or agreement）come to the end of the period of validity:

  'his driving licence expired'

1.1（of a period of time）come to an end:

  'the three-year period has expired'

2.（of a person）die:

  'the lady had expired bearing her lord a son'

3. [with object] technical exhale（air）from the lungs:

  (as adjective **expired**) 'the volume of expired air'

--Oxford Dictionaries

雖然與 dead 同義，但聽起來，這個跟 dead 一樣刺耳的字眼非常無情。死亡，是個普遍但又很恐怖的事實。不是很多人願意正視死亡。不管我們用了多麼婉轉的字眼，始終不會改變死亡的容貌。換

了一個字，不會讓病人好過一點，只會讓家屬，讓 EBM（實證醫學）的聽眾心裡舒服一些。我不是反對使用這個字眼以達到減少恐慌的行為，而是，我們容易因此低估了死亡。

阿嬤裝上呼吸器之後，就再也沒有清醒過了。病情的變化，每況愈下。阿嬤趁著沒有人在身旁，離開了世間。就在那一剎那，她兒子之間為了遺產的明爭暗鬥，止息了，一下。

從前，有位叫作迦沙喬達彌的古印度婦人。她的幼兒不幸早逝，婦人很不甘心，於是抱著死去的兒子，到處哀求他人讓兒子復活。當然，除非有什麼大神力，不然在那個時代讓死人復活是不可能的事情。她從村人的口中得知，山上有位佛陀，或許可以幫她。於是，婦人趕快抱著兒子上山找佛陀。婦人在佛陀前哭訴之後，佛陀一口答應了婦人。然而，能夠復活之前，婦人必須要從一戶從來沒有逝者的家庭收集一顆芥末子。婦人聽了之後，挨家挨戶地找。找到了天黑，婦人終於領悟到「死亡是必然且普遍」的事實。她回到佛陀面前，平靜地答謝佛陀，埋葬兒子之後，成為了佛陀最有影響力的弟子之一。

167

失去親屬的人們，都想要找到這顆芥末子。在醫院裡，死亡是一件司空見慣的事。那，醫師需要感傷、同情，還是麻木？醫療人員應該避免對病患投入情緒，這是專業態度。可是，「不投入情緒」的近敵就是「麻木」。

慈，是給予快樂；悲，是拔除痛苦。慈悲是一種沒有壓力的愛，在裡面找不到貪著。這種態度，是我嚮往培養的。

我還不是聖人，我還不能抗拒對吳老婆婆的死亡不感傷，我也還沒成為醫師，我不可能麻木地接受吳老婆婆的 expiry。

在那兩個禮拜見習期間，吳老婆婆的病程充實了我的知識。像我的阿嬤一樣，吳老婆婆靜悄悄地，隨風逝去了，但在我心頭，點燃了一絲火光。

┤教師意見├

以自己阿嬤和病人的對比，展現作者敏銳的同理感受力，並極具價值
的反思。文末藉著佛經故事思索死亡與醫者的意義，達到更為超越的
領域。

〈靜風〉評讀

林家飴

　　作者以自身為出發點，以非常溫柔的口吻、簡單的呼喚，回憶起跟阿嬤相處的時光。開頭的那句阿嬤，是太多太多臺灣孩子童年最大的意義，我也是由外婆撫養長大的孩子，那句阿嬤自然深切地打動我，也勾起我對於阿嬤的寸寸回憶。

　　時間的跳躍，濃烈而細膩的情感穿插其中，時間感的掌握，同時也讓我們理解過去時光加諸作者的意義與價值，勾起讀者相異卻仍深切的共同印象；時間交錯回到現在的見習生活，作者時時憶起外婆的畫面，輕易地與現在病人的影像重疊，也因為那句臺語共通的「阿嬤」，備感親切之餘，還意識到許多在肝臟內科病房見過就深印腦中的病人臉龐，就像自己的阿公或阿嬤，也像我們怯生生喊出的那句阿公或阿嬤，神奇地仿若熟稔許多，也因此獲得勇氣接觸，甚至不由自主地時時掛念那個敞開心懷，願意讓我們一再練習的病人們。

　　同在肝臟內科見習的我，也想起我第一個接觸的病人阿公，直至今日，我仍會查詢他的記錄，想知道肝臟末期的他，是否還能輕鬆地生活，儘管對於肝癌末期的阿公來說，僅是活著就是種奢望。就像作者筆下的七旬阿嬤，削瘦的身形，孱弱地維繫每一口珍貴的呼吸，可是始終無法正確定義生命維繫的價值。

　　時間依舊跳躍，作者鮮明的記憶跟見習所見的病人不斷重疊，就像每個醫學生都曾經面對家人生病的過程，總是心繫家人的病痛，不曾理解在熟識數字與肉體的關聯背後，該如何對那些冰冷儀器上的陌生符號，做出適切而專業的理解。人這樣重要的存在之於醫者，是複雜而不容易定義的。

169

我們擁有快速閱讀許多人生的特權，對於生命更需無比謙卑，時時提醒自己莫忘初衷，將肉體實際的病痛與那些跳動不安的數字曲線結合，而不失去對於生命真正的重視與切身關懷。

　　作者重拾潛藏的記憶，從曾經身為病人家屬的角度窺見過往，也因此理解醫病之間的信任基礎，複雜且維繫不易，而現實殘酷的樣貌總是醜陋又矛盾。

　　而今身為醫者，我們該如何在生命之前斂目卑躬，還能堅強卻柔軟地展現專業？如何在反覆經歷死亡的重量之後，對於生命仍保有不被麻木的情感？體貼尚未經歷的苦與痛？都是在矛盾煎熬與遺忘麻木之中，反覆思量不願忘懷的單純，就像當時如此單純又熱切地想成為醫者的企盼。

　　短暫的兩週，離站後如釋重負，總是讓人雀躍。還無法對於病痛，甚或是死亡加諸的重量輕易釋懷。而我也仍像作者一般，還是不經意想關注見過的每張臉孔。死亡的冷峻與突然，即使在預料之際，也總是讓初入醫院見習的我們措手不及，而下意識地想逃避，既是逃離哀傷，也是不忍注視因病痛而揭露的醜陋人性。矛盾地想起過去的記憶，身邊的家屬像是作者心頭難以忘卻的印記，那種極輕易就能破壞的醫病信任。我們雖然改變了思考的位置，卻難以消除心中複雜的情感與迴避。

　　於是，我們仍舊不擅長面對死亡。死亡，總以它靜默而巨大的存在悄然而至，不習慣也不願習慣面對死亡的我們，總是難以承受那般殘酷的真實。可是在病人言謝之後，更多的是身為醫者的我們，在病人身上不斷學習如何理解生命所獲得的能力，病人以病痛悲傷甚至生命劃下的記號，成為醫者背負的荊棘，時時記掛不敢遺忘。作者的段落式敘事，不斷浮現的回憶片段，還有對話情境的交錯編寫，給予閱讀的我，極深刻而切身的共鳴。尤其是詮釋 expire 的細膩，就如同

我當初想像的，是不是換上陌生而佯裝專業的艱澀字眼，我們就能更偽裝堅強地面對病痛與死亡。即使我們都能夠鎮定而冷靜地面對，且不受影響地保有專業的態度，我們也無法給予或擁有家屬他們心裡的芥末子。體會己身的有限，體悟嚮往的慈悲與減少病人的苦痛，讓他們在尋找芥末子的過程不致太過艱辛，這也許是成為真正醫者必須跋涉而過的千山萬水。

21
血泊中的希望

溫淮緯

一如往常的開刀日早晨，開完了兩臺刀，婦產部主治陳醫師依舊神采飛揚。我和其他兩個同學也和陳醫師一樣站了一個早上，觀摩陳醫師如何讓深受婦科疾病所苦的病人，再次獲得健康走出醫院。

第一個病人小小的子宮上長了二十幾個大小不一的子宮肌瘤，老師仔細將它們一一切除，切下來的肌瘤刷手護士甚至都能用它們排成了一個高字！而第二個病人則是用了腹腔鏡的術式，將瘀積在卵巢中的經血所形成的「巧克力囊腫」清除，解除了病人長期以來嚴重經痛的毛病。

「老師，下一臺刀是開什麼，大概什麼時候開始？」我問。

「是一個有前置胎盤的高齡產婦喔，你們兩點再進手術室就好了。」老師道。

於是，我想起了昨天查房的光景。黃女士今年三十八歲，個性樂觀開朗，婚後四年間都沒有懷上小孩，終於在求助於老師的門診後懷了一個女嬰。不過在二十八週時出現了反覆性且無痛的出血症狀，在超音波下診斷出了前置胎盤。前置胎盤最大的危險就是出血過多造成孕婦貧血、休克，胎兒因而缺氧、窘迫，造成腦性麻痺，甚至死

亡，不過因為黃女士出血量並沒有嚴重到危及她和胎兒的生命，於是在三十六週時才住進了產科病房待產，並安排在三十七週時進行剖腹生產。這段期間我們去看了她幾次，整天幾乎都臥床的她笑著抱怨一整天躺著不動，就像關在監獄裡一般難受，老師也調侃說這個小孩得來不易，怎麼能有如此草率的想法。老師也和黃女士解釋過前置胎盤的各種危險性，其中又最怕合併植入性胎盤，也就是胎盤組織吃進了子宮的肌肉層，有的甚至穿出了子宮壁吃到了膀胱壁，萬一開下去發現有植入性胎盤的狀況，可能會發生較嚴重的產後出血，所以事先請黃女士簽了輸血的同意書。

「危急的狀況下甚至得切除整個子宮，不過我會盡量避免讓這種狀況發生。」老師說。我注意到黃女士臉上倏忽即逝的五味雜陳。

「無論如何，一切都交給陳主任了。」恢復了以往笑容的黃女士如是說。

吃完午餐的我們昏昏欲睡，還是菜鳥的我們站了一個無所事事的早上，就快用盡所有精力。走進八號手術室黃女士似乎還清醒著，麻醉程序還未完成，於是身為見習醫學生的我們基於尊重病人隱私而被請了出去。過了幾分鐘陳醫師到了手術室，並請我們稍微等待，讓他先進去了解狀況。

「黃女士是下半身局部麻醉，但第一次麻醉沒有效果，所以可能要再等四十分鐘以上，你們先跟我去開下一臺刀吧。」陳醫師說。

於是，我們又站了一臺腹腔鏡，是另一名子宮內膜異位症擴散到整個腹腔的病人，老師耐心地將沾黏嚴重的腹膜、卵巢、腸道以及子宮一一分離，並將所有亂跑的子宮內膜組織清除，在這期間有護理師來通報黃女士的麻醉已經生效，所以將最後的縫合工作交給住院醫師以後，陳醫師就帶著我們匆匆跑回八號手術室。

看過了好幾臺剖腹產的我們也已經知道了大概程序：在下腹的

地方依序將表皮、筋膜、腹膜切開，最後切開子宮、羊膜後會有人大喊「破水了」，接著老師就會從子宮內把胎兒連著臍帶一起拿出來，交給旁邊待命的小兒科醫師。還記得幾天前第一次目睹整個過程時的感動，第一次親眼見證小小的新生命降生在這個世界的喜悅，聽見他努力發出哭聲宣告自己的來到，心頭和眼眶都忍不住感到溫溫的。程序果然相同重複著，當昏沉的我們以為一切皆如往常時，在小孩拿出來的瞬間突然驚醒。

「PPH（postpartum hemorrhage，產後出血）！」陳醫師喊著。跟著小孩出來的是滾滾紅流，產後大出血很不幸運地找上門來。血液濺滿了陳醫師的手術衣，大家開始緊張起來，手術室的氣氛從迎接新生命的喜悅快速轉換成急救的緊張肅穆，看著血液漫流在手術臺上，什麼忙都幫不上的我們只能乾緊張，也因為這第一次遇到的狀況瞠目結舌。

「血壓快速下降中！」麻醉醫生提醒身上濺滿鮮血的陳醫師。

「合併植入性胎盤，判斷胎盤組織已經吃到了膀胱壁！可能需要切除子宮才能止得住血，請血庫送兩袋血過來準備輸血。」正在努力止血的陳醫師，聲音充滿張力。

由於黃女士做的是下半身的區域麻醉，意識還清醒的她應該有權利了解現在的狀況，於是陳醫師便開始和黃女士說明狀況。

「黃太太，你現在正在大出血，因為我們打開肚子後，發現了之前跟你說到的植入性胎盤的狀況，而因為出血量過多，我們現在可能要幫你切除子宮。」陳醫師說。

黃女士猶豫了一下：「陳醫師，其他辦法都沒有了嗎？」

似乎洞察到她不同口氣的陳醫師反問：「你希望我們盡量保留子宮嗎？」

「如果可以的話，麻煩了！」黃女士說。

於是，陳醫師在已經成為血池的腹腔中開始尋找子宮動脈，需要把它們綁起來止血（bilateral uterine artery ligation），之後血壓一度跌到了 52/20 mmHg，不過黃女士居然只有感到輕微的胸悶與燥熱感，我不禁暗自猜測應該是一種強烈的意志在支持著她。陳醫師憑著豐富的經驗順利在血中找到子宮動脈止了血，並把一部分的胎盤留在黃女士的子宮裡，驚心動魄的產後大出血終於在寶寶響亮的哭聲中，得到了最好的結局。

隔天結束了下午的門診，陳醫師領著我們到黃女士的床邊，她正和她的母親開心地聊著天，一點也沒有流了昨天在手術臺上那一大攤血的感覺。

陳醫師：「黃太太，還好嗎？」

「只有傷口痛而已，其他沒有什麼不舒服的地方。」黃女士充滿精神地回答。

「我真是佩服你，昨天流掉了一千七百毫升的血，我後面這些學生看到都嚇死了，現在你就這麼有精神。有去看過孩子了嗎？」

黃太太滿足地笑著說：「有啊，他是個健康的寶寶喔！真的非常謝謝陳醫師。但主任我有一個問題，我現在子宮的狀況你能跟我詳細說明一下嗎？」

「因為大出血嘛，本來要把子宮全部切除的，不過你既然要保留子宮，我們就把一些胎盤組織縫在你的子宮上，不敢硬剝下來，之後再等它自己慢慢脫落就可以了。」

黃女士若有所思地說：「那以後想再懷孕會有什麼問題嗎？」

「最短三個月就可以再懷孕了，不過我建議你先休息半年到一年，之後再懷孕應該就不會有什麼問題，另外，我要提醒你下一胎有前置胎盤和植入性胎盤的機會會比正常人還要高。昨天狀況這麼危急，為什麼你一定要堅持保留子宮？」

　　黃女士嘆了口氣，壓低音量說：「因為丈夫是獨子，丈夫家希望我生一個兒子。」在幾句寒暄之後，我們結束了查房。

　　陳醫師詢問我們有沒有問題之後，便聊到了黃女士的狀況：「我還以為現在這種情形已經很少了，我們真是在血泊中尋找到了一個希望啊。」此刻我在心中想著，冒了這麼大的風險，這個選擇到底是完成了誰的希望？

｜教師意見｜

文字平舖卻有張力，故事也突顯了人與家庭傳統的壓力，其實是驚險地走在醫療的邊緣。

〈血泊中的希望〉評讀

黃鵬仁

　　本文作者從實習醫師的角度，以簡單直白的方式敘述了一位高齡產婦的經歷，比較其他刀房稀鬆平常的手術，在一個危及病人性命且半身麻醉的狀況下，讓病人自主選擇要保留器官的意願，其後面的意義，往往不是只有「器官」的有無，在本篇所述的「子宮」更有其深沉的意義：「一個家族的延續」。傳統生男的束縛等，都是很值得探討的議題，也是病房裡屢見不鮮的倫理情況。作者利用簡單的對話，彰顯病患心理所要求卻又不敢明說的希望。從開刀前的諮詢：

> 「危急的狀況下甚至得切除整個子宮，不過我會盡量避免讓這種狀況發生。」老師說。我注意到了黃女士臉上倏忽即逝的五味雜陳。

可以看出黃女士對於生育問題有部分的執著，在此處，作者先點到為止，作為後續刀房手術的伏筆。

> 跟著小孩出來的是滾滾紅流，產後大出血很不幸運地找上門來。血液濺滿了陳醫師的手術衣，大家開始緊張起來，手術室的氣氛從迎接新生命的喜悅快速轉換成急救的緊張肅穆，看著血液漫流在手術臺上，什麼忙都幫不上的我們只能乾緊張，也因為這第一次遇到的狀況瞠目結舌。

此段描寫在習以為常的手術過程中，突如其來的巨大變化，讓

178

原本是歡喜迎接新生命的誕生，轉變成死神的降臨，稍有差池，便是天人永隔。

　「黃太太，你現在正在大出血，因為我們打開肚子後，發現
　了之前跟你說到的植入性胎盤的狀況，而因為出血量過多，
　我們現在可能要幫你切除子宮。」陳醫師說。

　黃女士猶豫了一下：「陳醫師，其他辦法都沒有了嗎？」

　似乎洞察到她不同口氣的陳醫師反問到：「你希望我們盡量
　保留子宮嗎？」

　此段場景頗耐人尋味，在一般的醫療處境下，病人如果在術前有被告知可能的處理方針，通常都會相信醫師的專業判讀，然而此處的黃女士，她堅決保留子宮，在此情境仍然不改初衷，更可以說是拿自己的生命下賭，可以想見她的希望有多麼大；從另一面來說，也是傳統觀念的包袱有多重，牽扯到家庭的壓力，更甚醫療決策。

　黃女士嘆了口氣，壓低音量說：「因為丈夫是獨子，丈夫家
　希望我生一個兒子。」

　從黃女士的壓低音量可以看到她對於傳統觀念仍存於現代，似乎認為是不可見人的事。彷彿只有上了年紀的人才會在意的束縛，同時，也可能為了丈夫家的面子問題，對於夫家的保守觀念，做一些保留。

「我們真是在血泊中尋找到了一個希望啊。」此刻我在心中
想著，冒了這麼大的風險，這個選擇到底是完成了誰的希
望？

作者最後回到了手術時的場景，以一種回顧性的想法，反思當
初情急之時，所堅持的到底是病人還是主刀醫師的「希望」。常見的
醫療處置下，醫病往往會有不一樣的堅持，醫生要病人活著，病人卻
為了堅持某些信念，放棄自己的生命。究竟何人的希望比較大？希望
在醫病之間又該如何權衡輕重呢？這或許是一個永恆的課題，但此篇
「希望」卻同時降臨醫病雙方上，皆大歡喜。

22

手心的檳榔

張家銘

週末的晚上，運動場也熱鬧不已，跑了幾圈後大汗淋漓，真是暢快！

回到家，把路上買的豆花遞給聚精會神看著當紅日劇的老姐，我坐下來和她說話，她都沒空搭理。信手翻閱了老姐放在桌上的教學課本，正暗忖著：當年老師教的六書，我看起來像天書。「象形，用文字的線條或筆畫，把要表達物體的外形特徵，具體地勾畫出來，例如：口、甘……」課本裡用彩色的插畫介紹「口」字的演變，對一個中學生而言的確簡單明瞭，可我腦海裡那張開的「口」，為什麼是……？

***

那是一個午後，我跟著腫瘤外科的主治醫生開始見習門診，護士以清脆的嗓音叫喚著：「33 號，王先生」，開門進來的他，約莫四十歲，精瘦黝黑的身型，再配上桀驁不馴的眼神，以及從兩片薄脣間溢出的赭紅，頗有「大哥」的架勢。一坐下來，操著臺語道：「醫生，我的嘴內白白、粗粗，上禮拜去看過牙科，說不是牙齒的問題，

這是怎樣？」

「嘴巴張開，我看看。」那張「血盆大口」黏膜已有明顯浮腫和破洞，壓舌板下的牙齒又黃又黑，透露出嚼檳榔的習慣。

「你吃檳榔有多久了？」

「十五、六歲就有在吃。」

「有抽菸嗎？」

「沒有。」

「做個切片檢查才能確定是不是口腔癌。」不羈的臉龐閃過一絲怔忡，隨即跟著護士走出診間。

再度見到這位大哥已是一星期後，他住進醫院，病歷上明確記錄著：口腔癌。大約是行走江湖的日子讓生活充滿了起伏不定的風浪，在病房裡的他活躍得令人印象深刻，完全不見初診時的驚懼之色！會熱心地告訴「新進同伴」各項檢查處所的位置，甚至連茶水間都細心照顧到了。醫院裡彎來繞去的迴廊，一個不留神，沒看清頭頂上的指示牌，還真有可能迷路，迷路在雜沓的腳步聲中；暈眩在藥水味滿溢的空氣裡。

一日晨會後，隨著主治醫師踏入病房，這位大哥爽朗地打了聲招呼，認真聽著主治醫師的說明，以及接下來的療程。接著介紹我和學長，爾後就是由我們負責照護。雖然大哥言談間總習慣夾雜著粗話，但是，算是配合度頗高的病患，即便治療的過程中免不了疼痛，也從不吭一聲，每每見到他，雙眸依然炯炯有神！就像左臂的那條龍一樣，飽滿俐落的身軀能登天、能潛淵，這區區的病痛實在不算什麼！曾經試探著問：「手術同意書上的緊急聯絡人要填哪位家人呢？」他卻揮揮手道：「有需要寫嗎？」一派瀟灑的模樣仍難掩語氣中絲絲的無奈，轉身後的唱嘆悄悄自腫脹的唇間流瀉而出……

忍不住猜想，此時此刻，大哥的腦海裡會掠過誰的身影？有沒

有一個人可以讓大哥在他面前放心地哭呢？平日的泰然自若，怎麼現在看來像是戴了一層面具！

回到護理站整理資料，我不禁想起電影《艋舺》裡的蚊子鼓起勇氣搶回被狗仔孩奪走的雞腿，一場追逐戰展開了，意外地被太子幫看見蚊子矯健的身手，決定收蚊子入幫，蚊子加入了太子幫，踏進江湖打殺的世界。那麼大哥呢？面具的背後是否也藏了一段不欲人知的故事？俄國作家托爾斯泰曾道：「幸福的家庭都是相似的，不幸的家庭則各有各的不幸。」家庭是每個人來這世上第一個接觸的環境，他也曾是被捧在手掌心上呵護的孩子，但是，老天爺在他面前到底放了什麼樣的路？《三國演義》裡的桃園結義是為了打天下，《水滸傳》裡的一百零八條好漢則有著官逼民反的背景，那大哥又是為了什麼？

上星期的週末，我驅車前往大賣場的路上，遇著了某一宮廟的隊伍，沿路擺放長串的鞭炮，一點燃，坐在車內的我都可感受到劈哩啪啦的震撼力，想起大哥曾說：「少年醫生，我學過功夫，以前跳過八家將啦！」眼前就是彩面的八家將，踏著虎步，雙手擺動法器，威勢十足，無懼響徹滿天的鞭炮聲是否會傷及自身。或許他們相信轎內的神明會護佑他們，也或許，此時此刻，眾人的目光，成了一種鼓舞的力量！看著那些五彩花臉扮相的身影、拿起毛巾擦拭汗水的臉龐，依然有掩不住的稚氣，其實他們都是還未成年的孩子，本應在球場上馳騁的年紀；本應在圖書館咀嚼小說的年華，卻在這裡為某位神祇盡心盡力，虔誠的信仰該是如此嗎？其實，虔不虔誠，在十幾歲的孩子心中一點都不重要，重要的是口中的「義氣」，重要的是可以拿錢回家給拾荒的老奶奶。

主治醫師再次巡房時告訴他，肺部疑似有腫瘤，須做支氣管鏡的檢查，乍聞此消息，他那兩道濃眉糾結著，垂下的眼簾覆蓋昨日的希望，對於醫師的任何建議都一逕地搖頭。窗外明亮的陽光照射在他

身上，卻暖不了他的心房！

「大哥，讓醫師幫你做個檢查，這樣比較安心啊！」

「檢查出來若是癌症，要按怎？」

「大哥，很多人都控制得不錯，你和主治醫師配合，要對自己有信心喔！」

「唉，沒效啦！我現在吃東西不方便，人都沒氣力，肺部攏生一粒瘤，全組壞了了，沒效啦！」躺在病床上的大哥，與一個多禮拜前入院時相比，明顯瘦了一圈，也不再主動找人說話，默默無語的時間拉長了，雙眼裡的擔憂與恐懼，不斷蠶食鯨吞他的心、他的意志，在先前療程中從沒喊過一聲痛的他，現在即使是打支針，也會讓他蹙眉叫痛。聽著他的呻吟，我望向病床邊始終未攤開過的折疊床，暗想：真正令他痛的是什麼呢？

在腫瘤外科見習的最後一天，我又去看了大哥，從病房外瞥見他手裡不知拿著什麼小玩意兒，有一搭沒一搭地把玩著，臉上若有所思。他在想什麼呢？會不會想：當初掌心裡握住的，如果不是檳榔就好了？

窗外的陽光照亮他一身，祝福大哥的心也能早點迎接日出。

┤教師意見├

文字清新，角色刻畫鮮明。能令讀者思考不同脈絡下的人們，可能有的生活情境，但又不失人性關懷。

〈手心的檳榔〉評讀

李廷慧

　　你握在手心的東西是什麼？不是有形的金錢、昂貴的跑車鑰匙，而是看不見的事物。但也不是眾人互相你爭我奪的權勢，不是所謂的好壞名聲和地位。而是屬於每個人自己心裡最深處的，自己人生的一個關鍵點。就彷彿手中有一個透明的烙印。

　　醫院是個很奇妙的場所。每個來到醫院的人都有一段故事，每段故事都有一個楔子。所謂的楔子，就握在每個懷抱故事的人的手中。當你願意停下匆忙的腳步，坐下來好好聆聽一個人的故事，那個透明的烙印便會浮現，並以故事中最重要的象徵現身。

　　當一個大哥伸出手來，你看到的是粒檳榔。這時你會想到什麼？以前有個親戚在經營檳榔攤，我小時候常常在鐵製的檳榔攤位上玩，偶爾看見有著血盆大口的叔叔來買包香菸配檳榔，有時再配罐保力達（現在想想，這不就是問診時的 ABC 三合一套餐嗎？）。讀到這篇文章，以前的回憶頓時湧現，一個嚼著檳榔有抹紅唇的大叔彷彿為文章的化身站在眼前。或許還踩著一雙夾腳拖叼著香菸，手上、背後、胸前華麗的刺龍刺鳳耀武揚威，一副江湖任我闖蕩數十年的模樣。

　　然而，是人把一段故事帶到醫院，還是那段故事把人帶到醫院？記錄一個人的病史就像在寫一篇文章，內容不是虛構，反而是過於戲劇化的真實。寫作的我們無法掌握故事中主人翁的境遇，只能像對歷史忠貞不二的史官，盡所能地寫下真實的情況。記錄一個朝代的興盛，也記錄它的滅亡。這篇故事完整顯現了主角王大哥從就醫到住院初期仍生龍活虎的樣貌。不但不害怕醫院內的氣氛和令人厭惡的藥水味，還會照顧其他病人同伴，字字顯露出大哥的氣勢和天不怕地不

怕的威猛。但到了故事的轉捩點，劇情急轉直下。龍似乎不再飛翔，而老虎也收起了尖牙。

就如為了了解一個朝代的變遷而回顧它創建的歷史，想要了解王大哥這個人，也能從他的人生過往中窺見一二。作者給了我們許多線索——他的過去，他的少年時期，跳著宗教特有舞步的威風，在江湖風浪來來去去的瀟灑。或許唯一的遺憾，便是他的家庭，和奶奶相扶而持的過去。故事的轉捩點，便是告知王大哥他的病情。聽見醫師宣布自己的身體狀況，作者對王大哥心境的突然轉變——那彷彿洩了氣的皮球一般，落差極大的真實描寫，就像在讀者的心中描繪出一隻斷了角的飛龍，或是隻失去兇猛眼神的老虎。

可惜的是，我們無法得知龍和老虎是否會再度展露威風，因為作者即將離開王大哥的身邊，尋找更多懷抱各式各樣楔子和故事的人。但在結尾灑落的陽光中，似乎這個轉捩點只是個短暫的冬眠，而冬天也會在某一刻迎向結束。